不安や心配を克服するためのプログラム
患者さん用ワークブック

著
ミッシェル・G・クラスケ
デイビッド・H・バーロウ

監訳
伊豫雅臣
訳
沖田麻優子

星和書店

Mastery of Your Anxiety and Worry Workbook

Second Edition

by
Michelle G. Craske, Ph.D.
David H. Barlow, Ph.D.

Translated from English
by
Masaomi Iyo, M.D., Ph.D.
Mayuko Okita, M.D., Ph.D.

English Edition Copyright © 2006 by Oxford University Press, Inc.
Japanese Edition Copyright © 2017 by Seiwa Shoten Publishers, Tokyo

Originally published in English in 2006. This translation is published by arrangement with Oxford University Press. Seiwa Shoten Publishers is solely responsible for this translation from the original work and Oxford University Press shall have no liability for any errors, omissions or inaccuracies or ambiguities in such translation or for any losses caused by reliance thereon.

このワークブックを使用するにあたって

　この本は，自分のことを「心配性だ」「すぐ緊張してしまう」と思い悩んでおられる方，様々なことが気になり不安で仕事や勉強，家事などが手につかない方，同様の理由でなかなか眠れない方，あるいは，そのような方のサポートに当たっているご家族やパートナーのみなさんのためのワークブックです。このワークブックは英米の精神科治療の現場で広く用いられている Oxford University Press の認知行動療法テキスト，Treatment That Work シリーズの一つで，主に全般性不安障害（全般不安症）を対象としたものです。全般性不安障害（全般不安症）というと難しく聞こえるかもしれませんが，診断の有無にかかわらず，上記のような不安や心配，緊張といった悩みを抱える方々は，たくさんいらっしゃいます。

　認知行動療法は，もともとはうつ病の精神療法として開発された心理療法ですが，その後，様々な精神疾患に応用されるようになり，不安や心配に対しても高い効果が認められています。もしあなたの不安や心配が日々の生活に支障を来しているにもかかわらず，「対処法がわからない」「精神科に行くと薬をたくさん出されるかもしれないから怖い」などの理由で医療機関を受診することをためらい，辛い症状を我慢していらっしゃるのでしたら，ぜひ，受診の一歩手前の段階として，本書で疾患や症状，その治療法について学んでみてください。そして，認知行動療法という治療法を選択肢の一つとしてご検討ください。このシリーズには医療従事者向けのガイドと患者さん向けのワークブックがあり，治療の進度に合わせて読むことができるのみでなく，担当の医師やセラピストと良い協力関係を築きながら治療を行えるような工夫が凝らされており，患者さんの考えや意見をより多く取り入れることが可能な治療であるとも言えます。

　訳者は 2013 年よりカリフォルニア大学ロサンゼルス校（UCLA）に留学し，西海岸最大規模の不安障害クリニックで学びました。ほぼすべての若手精神科医がこのシリーズの本を用いてスキルを磨き臨床現場で結果を出している様子や指導医らとのディスカッションを通じ，優れた治療法が言葉や文化を越えて伝えられることの意義と，知識や治療方針の共有のみならず自宅での復習や練習をサポートするための日本語版テキストの必要性を改めて実感していた折，このテキストの翻訳を担当させていただくご縁をいただいた次第です。

このワークブックの中には，ご自分の困っていることを客観的な視点から理解する方法，不安や緊張を軽減するための練習，実際に不安な出来事が起きてしまった場合の対処法，薬物療法との兼ね合いやその考え方など，様々なスキルが登場します。それらを一つ一つ習得し，練習を重ねることで，あなたは不安や心配，緊張といったものに上手に対処できるようになり，日々の生活で困ることが少なくなるはずです。ホームワークやエクササイズの練習は，最初は時間がかかり面倒に感じるかもしれませんが，繰り返し取り組むことで少しずつスキルを身につけ，症状が改善することで全体的に毎日の生活が楽になることが期待できますので，継続的に取り組みながら「不安に振り回されない，新しい習慣づくり」の過程を楽しんでください。そしてプログラム終了後も，学んだスキルを時々使いながら，不安や心配と上手に付き合う力を伸ばしていくとよいでしょう。

　本書は，著者の一人であるカリフォルニア大学ロサンゼルス校（UCLA）の Dr. Michelle Craske のご協力のもと，原著の内容にできる限り忠実に日本語に翻訳しています。しかし，医療制度や文化の違いから日本の実情に合わない部分もありますので，質問があれば遠慮なくセラピストにお聞きください。全米の精神科医療機関の中で最も高い評価を得ている病院の一つ，UCLA の不安障害クリニックで日常的に使われている本書を，こうして日本語でご紹介できることを大変嬉しく思っております。

　そして，渡米前に認知行動療法の知識とスキルを得る機会を与えてくださった千葉大学精神科の伊豫教授を始めとする諸先生方，UCLA の不安障害クリニックでご指導してくださった Dr. Bystritsky，カンファレンスで議論を交わしてくださったレジデントやアテンディング，セラピストのみなさん，そして本書の発行にあたって細やかなお気遣いと支援をしてくださった星和書店の皆様に心から御礼を申し上げます。

　最後になりますが，少しでも多くの方々にとって，本書が不安や心配を克服するために役立つことを願っております。

訳者　沖田麻優子

もくじ

このワークブックを使用するにあたって　iii

第 *1* 章　全般性不安障害（全般不安症：GAD）とは ………………………………… 1
　　パートⅠ：全般性不安障害（全般不安症：GAD）とは　1
　　パートⅡ：このプログラムはあなたに合っているでしょうか？　10
第 *2* 章　不安のモニタリング法を身につける …………………………………………… 17
第 *3* 章　不安の持つ役割，機能 …………………………………………………………… 33
第 *4* 章　GAD をもう少し詳しく知る …………………………………………………… 53
第 *5* 章　リラックスするための方法 ……………………………………………………… 65
第 *6* 章　不安を引き起こす思考をコントロールする（1）
　　　　　──危険を過剰に予測する癖── ……………………………………………… 81
第 *7* 章　不安を引き起こす思考をコントロールする（2）
　　　　　──最悪の事態を考えてしまう癖── …………………………………………… 99
第 *8* 章　心配するという行動の本質をつかむ
　　　　　──恐れに向き合うということ── …………………………………………… 115
第 *9* 章　恐れを乗り越え，行動する ……………………………………………………… 131
第 *10* 章　実際の問題に向き合う
　　　　　──タイムマネージメント，目標設定，問題解決へのヒント── ………… 145
第 *11* 章　薬物療法とこのプログラムとの関係 ………………………………………… 161
第 *12* 章　このプログラムの成果とあなたの将来 ……………………………………… 169

文献　175
付録　セルフチェックの答え　177

●記録用紙一覧

不安の記録　25
毎日の気分の記録　28
プログレス・ノート　31
不安の三要素　47
不安の一連の出来事　51
リラクゼーションの記録　76
パイチャート　95
不安の記録（リアル・オッズ付き）　97
破局視についてのパイチャート　111
不安の記録（リアル・オッズ＆コーピング）　113
心配事のイメージの記述　119
想像曝露の記録　127
不安によってもたらされる行動　137
行動変化の記録　140
毎日の活動の記録　151
自己評価　171

●図表一覧

フローチャート　15
不安の三要素モデルにおける「正の強化」の循環　49
不安を引き起こす要素の相互作用　57
過剰な不安や心配を持続させてしまう要素　61
GADの薬物療法　165

●エクササイズ

リラクゼーション法（PMRの手順）　69
漸進的筋弛緩法（PMR）の概要　77
リコール・リラクゼーション法の手順　102
キュー・コントロールド・リラクゼーション法の手順　117
イメージトレーニング（心地良い場面：シーン1～3）　121
想像曝露の手順　122

第 1 章　全般性不安障害（全般不安症：GAD）とは

> ### パートⅠの目標
> - 全般性不安障害（全般不安症：GAD）について理解する
> - 健康的と言える範囲の不安や心配と，そうでないものの違いを理解する
>
> ### パートⅡの目標
> - このプログラムの内容と有効性を理解する
> - エクササイズを定期的に継続することの大切さを理解する
> - このプログラムと他の治療との兼ね合いについて学ぶ
> - このプログラムがあなたにとって適切かどうかを明らかにする

パートⅠ：全般性不安障害（全般不安症：GAD）とは

　このワークブックは全般性不安障害（全般不安症，Generalized Anxiety Disorder: GAD）のような疾患や，不安や心配事に日々悩まされている人のために作られています。では，GADとはどのようなものなのでしょうか？　GADには2つの主な特徴があります。1つ目は起こりそうもないようなことや，起こったとしても解決できそうなことに対して過剰に心配してしまうことです。例えば，家族の健康状態や，時間通りに仕事や家事を終えられるかどうか，自分は良き親，夫，または妻としてうまくやれているかどうか，といった不安などが挙げられます。その内容はほとんどが「将来起こるかもしれない」といった内容で「もし，……が起こってしまったら」と表現されることが多いでしょう。

　そのような過剰な不安や心配は，一般的に止めることが難しく，あたかもコントロー

ルできないもののように感じられます。時には「過剰だ」「普通ではない」または「少なくとも心地良くはない」とあなた自身も感じ，心配しないよう我慢をしてみることがあるかもしれません。またあるときには，あなたは心配することで何かを予防できると感じ，まるで迷信のように「心配しなければ何か恐ろしいことが起こるかもしれない」と思ってしまうことがあるかもしれません。慢性的に不安を抱えている方の中には，時々，物事がうまくいきそうな場面になると「これは嵐の前の静けさなのではないか」と感じて，逆に神経質になってしまうと話す方がいます。言い換えると，彼らは心配することに慣れてしまっているため，心配する必要がないのにもかかわらず心配するという癖を身につけてしまっていることがあります。このタイプの不安や心配についてはこの後の章で説明していきます。

　GADの2つ目の主な特徴は，全身の緊張が高まって神経質になってしまったり，「不安でイライラしやすい」「ひどく敏感だ」と自分でも感じるような状態になることです。この場合の全身の緊張は，過剰で慢性的な心配が原因だと言われています。さらに，高まった緊張は不安や心配を悪化させるとも言われています。身体がリラックスしているときには，本来，心配は和らぐはずなのです。明らかに，全身の緊張や過剰な心配は互いを悪化させ悪循環を生み出しています。このプログラムが打破しようとしているのは，まさにこの悪循環なのです。

　身体的な緊張は，筋肉の緊張や痛み，頭痛，不眠，集中力の低下，下痢，頻尿，落ち着かない，様々な場面でリラックスすることが難しいと感じる，などの多彩な症状を引き起こします。過剰な心配と高まった全身の緊張の組み合わせについて考えてみると，あなたが不安を感じたり，落ち着かなかったり，疲れていたり，普段からそのような苦痛を感じている，その理由を理解することは難しくないでしょう。もしあなたが慢性的に心配しており，うまくいかない可能性のあるすべての出来事について考えすぎてしまうとしたら，もしあなたが自分自身を追い込みすぎて一日の終わりにはぐったりしてしまっていることに気づいたら，そしてそのような状態にもかかわらず，まだ自分がその日何を成し遂げたか，翌日の仕事を終わらせるためにどうしたらよいかを考えているとしたら，このプログラムが役立つことでしょう。同様に，もしあなたが自分自身の落ち着かなさや緊張に悩み，心配することに多くの時間を費やしていたり，ストレスによる胃炎や頭痛，吐き気などに気づいているとしたら，このプログラムはあなたにとって有益なものであると言えるでしょう。

症例から学ぶ――あなたにも関係がありそうですか？

このプログラムがあなたに合っているかどうかを確かめるために，まずは私たちのクリニックでGADの治療を受けた方々の経験談を読んでみましょう。

アヤカさん

アヤカさんは38歳，12歳と14歳の子どもを持つ2児の母です。看護師として働いており，最近，職場の主任に抜擢されました。彼女は育児のためしばらく仕事を離れたのち，6年前に職場復帰をしました。アヤカさんは，常に疲れている，落ち着かない，頭痛，不眠などの症状のため私たちのクリニックを訪れました。話を伺っていくと，アヤカさんは職場をマネージメントすることに対して大きな心配を抱えており，彼女が指導している看護師が思っていた通りに仕事を進められていないと頻繁にイライラしたり怒ったりしていたことが明らかになりました。そして，すべてのことが正しい方法で行われていることを確認する責任があると信じ込み，多くの仕事を自分自身でやる方がよいと思っていました。さらに自分の子どもたちの将来についても，現在のことだけではなく，子どもたちが大学でうまくやれるかどうか，成人後に幸せになれるかどうかなど，繰り返し心配するようになったと言いました。最後に夫のことについても触れ，決して贅沢をしてきたわけではないけれど，将来これまで通りの生活の維持ができる十分な資金があるかどうか心配し続けていると話しました。

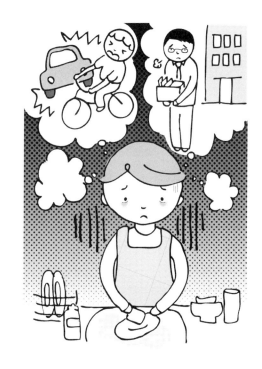

アヤカさんは，いつもベッドに横になってもすぐには眠れず，1時間ほど，これらのことや翌日に何をするべきかを考えていると話しました。思い返すと，忙しいときは，患者さんのケアや家族との言い争い，目下抱えている仕事に集中していたため

か，このように心配するようなことはありませんでした。しかし，運転や家事など普段通りのことをしていると，立て続けに起こりうる失敗を次から次へと思い浮かべてしまうのです。その失敗のイメージとは，仕事がこなせずクビになる，子どもが交通事故に遭う，といったもので，彼女はこれらの出来事が起こらないようにどうすればよいかを心配し続けていました。彼女の家族は，ここ数カ月のあいだ，彼女がひときわ過敏で落ち着きがない様子であることを本人に伝えていました。彼女自身も，昇進以来ストレスや不安のレベルが高まっていること，リラックスする時間が持てなくなっていることに気づいていました。アヤカさんは，以前のことを思い出してみると，大学生の頃はこのような悩みはなく，出産前はすべての物事を真面目に考えすぎたり，起こりうる失敗に備えなくてはならないと感じたり，今のようにほぼ毎日悩んでいることはなかったと話しました。

シュンスケさん

シュンスケさんはGADのために私たちのクリニックを訪れました。彼は35歳，独身で，コンピューターコンサルタントの仕事と小さなホテルの共同経営にかかわっています。シュンスケさんは，ホテルの将来について心配することをやめられなくなり，そのことをさほど気にとめていないビジネスパートナーに対してイライラしていると話し

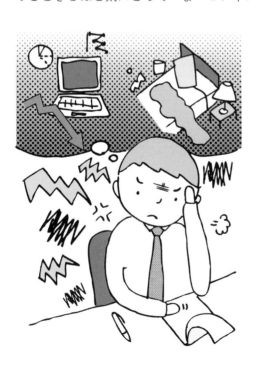

ました。彼はホテルに関する細かなこと，例えば，タオルがベッドの上にどのように置かれているか，装飾品がどこに飾られているかなどのことが常に気になり，あたかも「すべてのことが適切かつ完璧になされていないと座っていられない」というような気分でした。何もかもうまくいっておりホテルも当時90％満室といった状況であったのに，彼は経営についてもひどく心配していました。また，シュンスケさんは仕事中に失敗をしてしまうのではないかと常に不安でした。彼は職場での評価が十分（時に称賛されるほど）で，ましてや誰も

彼の仕事ぶりについて不満を述べることなどないのにもかかわらず，クビになるのではないかと心配していたのです。

　常に不安を抱えた状態で過ごしていた結果，シュンスケさんは頻繁にパニック発作を経験するようになりました。突然，極度の恐怖感に襲われ，短時間のみ続くひどい息切れと動悸を感じるようになったのです。彼は，ストレスのレベルが高まったことがパニック発作の原因で，それは彼にとって一番大きな問題ではないと思っていました。つまり，彼にとっては，ホテルや仕事のことの方がパニック発作よりも重大な心配事だったのです。次第に，シュンスケさんはほんの些細なこと，例えば，悪天候の日に渋滞のため帰宅が遅れることや，ホテル関連の荷物の配達がわずかに遅れるといったことで，簡単にイライラしてしまうようになりました。彼は他の人の"ばかげた行動"や"遅さ"などにしょっちゅう腹を立ててしまい，友人や家族が自分のために何かをしてくれても信頼することができなくなっていきました。アヤカさんとは対照的に，シュンスケさんは，覚えている限り，ずっと前から慢性的に心配していると話しました。小学生の頃でさえ，友達とうまくやっていけるか，授業で正しいことを発表できるかといったことを悩んでいたとのことでした。

　これらの例が示しているように，GADに伴う心配事の内容はたいてい自分ではコントロールしようのないようなものばかりで，誰が見てもその責任を全うすることは困難です。しかし，時にそのような心配事のために，不必要なことを行わなくてはならない，そのことを今すぐに終えなくてはならないというようなプレッシャーを感じ，必要以上のエネルギーを消耗することになってしまいます。

　一方で，悪い結果になるかもしれないと心配することで，物事に取り掛かることを先延ばししてしまったり，完全主義に陥ってしまったりすることもあるでしょう。例えば，強く批判されるかもしれない，その結果クビになってしまうだろう，と不安になったがために，仕事のプロジェクトのことを報告しそびれてしまうかもしれません。最もよくみられるGADによる損失の例には，やるべきことがたくさんありすぎると考え，心配事が本来は楽しいはずの活動を妨げるようになり，レジャーなどの活動をあきらめ，人生を楽しむことができなくなってしまうといったことが挙げられます。

　これらと似たような経験のある方もいれば，そうではないという方もいるでしょう。重要なポイントとなるのは「生活に支障を与えるほどの強い不安や，苦痛を引き起こす

ほどの心配を，日常的に経験しているかどうか」と言えます。

このプログラムが適応となるのはどのような状態でしょうか？

　このプログラムがあなたに合うかどうかを判断するための材料として，もう少し診断について学びましょう。不安障害（不安症）や気分障害，その他の障害などの診断をするために，メンタルヘルスの専門家は Diagnostic and Statistical Manual of Mental Disorders（精神疾患の診断・統計マニュアル）"DSM" というアメリカ精神医学会が出版している診断基準を参考にしています（DSM-Ⅳ：APA, 1994）[*1]。

　GAD の主な特徴は，家族や友人との関係，自分自身の健康や幸せ，家計，仕事上の責任，収入，自分自身の存在価値，その他様々なことに対してきちんとしていなくてはならないと考えたり，約束の時間に絶対に遅れてはいけないと思うなど，生活上の出来事について過剰にかつ幅広く心配することです。典型的な例としては，物事を完璧にしようとしたり，ミスを犯さないようにしたり，完璧に責任を果たそうとしたり，悪いことが起こらないようにまたは起こったときのために警戒しコントロールしようと試みたりすることです。DSM-Ⅳによると，これらの心配事は少なくとも 6 カ月以上持続し，生活上に実際起こった出来事（例：子どもの誘拐や離婚など）によるトラウマによるものであってはなりません。DSM-Ⅳではさらに，心配することのつらさ，または不安なときに気分転換をすることの難しさ，就寝時に不安が頭をよぎり眠れなくなるなどの症状が強調されています。さらに，下記のリストの中から 3 つまたはそれ以上の症状が慢性的に，少なくとも 6 カ月以上続いていることが診断の条件です。これらの症状は，閉経や甲状腺疾患といった身体の病気や状態によるものであってはなりません。また，私たちは特に過去 1 年以上病院にかかっていない患者さんには，不安の症状を引き起こす病気（甲状腺機能亢進症など）にかかっていないかどうか，健康診断を受けることをお勧めしています。

GAD によって引き起こされる身体の症状

- 緊張や興奮のため落ち着かない

[*1] 訳者注：2013 年に最新版である DSM-5 が出版されましたが GAD の診断基準については，DSM-Ⅳ-TR と比較して特に項目に大きな変更点はみられません。

- 疲れやすい
- 集中力の低下，ぼーっとしやすい
- イライラしやすい
- 筋肉の緊張（肩こりなど）
- 睡眠障害（寝つきが悪い，起きられない，休んだ感じがしない，熟眠感がない）

この疾患はどのくらいの頻度でみられるのでしょうか？

　GADはとても一般的な疾患です。アメリカでの過去一年間の一般人口における有病率は4％で，1200万人がGADに苦しんでいると言われています[*2]。しかし，一般的な疾患とはいえ，激しい不安の症状を経験することは他の不安障害（不安症）や恐怖症と同様に大変なことです。他の不安障害（不安症）や恐怖症と並存しているものも含めると，GADの症状に悩まされている人の数は10～12％に上るとされています。これは一般人口においてアルコールや薬物依存症に悩む人たちよりも大きな割合を占めており，不安障害（不安症）がアメリカのメンタルヘルスにおいて最も大きな問題のひとつであることを示しています。職業や経済状況，人種などを問わず，すべての人がGADを経験する可能性を持つのです。

年配の方のGAD

　GADは歳を重ねるごとに，より問題となりやすいと言えます。実際に若い人には少なく年齢とともに著しく増え，年配の方の約7％以上がGADに苦しんでいると言われています。歳とともに私たちの悩みは，仕事や家族，社会的な役割よりも，健康や安全といった内容になっていきます。これらの理由から，年配の方は自分が病気になっていないか，もっと頻繁に病院に行くべきではないか，などと考えてしまったり，自分が危害を加えられるのではないか，転倒するのではないか，と実際よりも危険を大きく感じてしまったりするのです。私たちは歳をとれば誰でも転倒する可能性は大きくなり，それを防ぐことも徐々に難しくなるのは事実なのですが，GADを持つ年配の方はそうい

[*2] 訳者注：日本での一般人口における生涯有病率は2～6％，過去一年間の有病率は1.3％とされています。文献：H. Ishikawa et al. Epidemiol Psychiatr Sci. 2016 Jun；25（3）：217-299.

ったリスクをさらに大きく過剰に予測して心配してしまうのです。

GADと人生の危機について

　ここまで述べられてきたGADの特徴の多くは，人生において大きな損害を被ったことのある人が経験することと似ています。例えば，交通事故で家族を失った人は心配性になりやすくなり，ここまでに述べたような身体の症状を経験することがあるでしょう。異なる点は，GADの場合はそういった人生におけるつらい出来事がなくても症状が出てしまうということです。実際，疾患の定義にも「実際はそういった恐れがないのにもかかわらず心配している」という特徴が挙げられています。

　またその他には，その心配や身体の症状がどのくらい持続するかということも論点となってきます。もしトラウマになるような出来事が起こってしまってから1年が経過してもまだ生活上のあらゆる場面で不安になり，全身の緊張による多くの身体症状を感じてしまうことがあるとしたら，それはトラウマがきっかけとなってGADを発症し始めているということかもしれません。GADかどうかを検討するうえで，6カ月以上持続する心配や症状というのは必須の項目なのです。

健康的な不安と，そうでない不安の違いについて

　正常な不安と異常な不安というのはどのように見分けることができるのでしょうか？　私たちは皆，ときどき心配になることがあります。心配するということはとても適応的な働きを持っており，私たちが危険に備えたり問題を解決したり，この先起こる可能性のある困難をどのように乗り越えるかを決めるのに役立ちます（例えば，試験や仕事において評価を受けるときなど）。では，どのようなときに心配するという行動が役立たなくなるのでしょうか？　また，それはなぜでしょうか？　心配するという行動が過剰になってしまう理由について，次の章で説明していきます。あなたの心配の度合いが健康的な範囲ではなくなっている状態なのかどうかを判断するひとつの方法として，下記の項目を自分で確認してみるとよいかもしれません。

- あなたは他のほとんどの人が気にしていないようなことを心配していますか？（例

えば，庭の雑草のことなど）
- あなたは他の人も気にかけているようなこと（子どもの安全など）について，より大げさに心配してしまうことがありますか？
- あなたは心配することをやめるのがとても難しいと感じることがありますか？　その結果，リラックスできずにいることがありますか？
- あなたは特定の問題について，良い解決方法にたどり着けないままくよくよと悩み続けてしまうことがありますか？
- あなたは，もし自分が心配しなければ，ひどい出来事が実際に起こってしまうと思うことがありますか？
- あなたは自分の人生がうまくいっているときにも，"心配事がない"ということでかえって不安になってしまうようなことがありますか？
- あなたは心配しすぎておかしくなってしまうと思うことがありますか？

　もしこれらの項目のほとんど，またはすべてに当てはまるとしたら，あなたは健康的な範囲よりも大きな不安を経験していると言えるでしょう。

他の感情障害における心配

　GADは多くの不安障害（不安症）や気分障害とも共通した特徴を持ちます。もしあなたが必要以上に心配し，同時に興味やエネルギーの喪失を伴う悲しみや絶望感を味わっているとしたら（これらはすべてうつ状態のサインです），そのときはあなたのメンタルヘルスの専門家に，ここに記載されている治療法以外にもより適切な治療があるかどうか相談しましょう。同様に，あなたの心配事がある特定のもの（例えば，ある動物など）や，ある特定の状況（エレベーターの中から出られなくなる，たくさんの人の前で話をする，など），または特定の汚れ（特定の物質をどんな犠牲を払ってでも避けようとする，など）に限定されているとしたら，このプログラムがあなたに合っているかどうか，メンタルヘルスの専門家に相談しましょう。
　次のパートでは治療プログラムの概要を説明します。治療の内容を理解したうえで，このプログラムがあなたに合うかどうかを判断していきましょう。

パートⅡ：このプログラムはあなたに合っているでしょうか？

このプログラムがあなたに役立つかどうかを判断するため，下記の項目について考えてみましょう。

- 生活上のいくつかの状況に対して，過剰に，かつ何から何まで心配していることがある（例：対人関係，家族，健康，仕事，収入，または雑用や時間を守ることなど）
- 心配をコントロールできないことがある
- 以下のいくつかの身体症状を一日中経験したことがある：落ち着かない，緊張している，疲れやすい，集中できない，イライラする，筋肉の緊張（肩こりなど），睡眠障害
- 心配することや身体の"緊張状態"を少なくとも半年以上経験している，一週間のうちその状態がない日よりもある日の方が多い
- 人生において大きな危機に直面しているわけでもないのに，心配していたり，身体が緊張している
- 医師に相談しても身体の異常や病気を特定できないが，上記のような身体症状を自覚している
- 自分の一番の問題は，特定の何かに対する恐怖感や社会からの評価，何かに汚染されるといった心配，自分の存在を疑うような気持ち，パニック発作が起こるのではないか，といった心配事ではなく，将来についてぐるぐると考えを巡らせ，常に心配し，コントロールできずにいることである

どのくらい当てはまる項目がありますか？

このプログラムの概要

この治療プログラムでは，コントロールが難しい状態になってしまっている過剰な心配や不安をコントロールする方法を習得します。本書は12の章に分けられており，そ

れぞれの章で具体的なスキルを学びます。そのスキルはそれぞれが互いに効果を生かせるように作られており，次の新しいスキルを習う一方でその前に学んだスキルを練習することになります。ここで習うスキルの中には，全身の緊張をほぐす方法，過剰な心配や不安をコントロールする方法，実際に困っている場面を乗り越えるための方法などが含まれています。プログラムはわかりやすく構成されているだけでなく，一人ひとりのペースに合わせて取り組めるようなゆとりも用意されています。

　各章の最後にはホームワークと「セルフチェック」があり，その章の内容の理解度を確認できます。もしセルフチェックの質問が難しいと感じるようでしたら，もう一度その章を読み返してみましょう。多くの方がそのように同じ章を何度も繰り返し学んでいます。その章の内容を理解し，そこに出てくるエクササイズをマスターしたと思えるようになってから次の章に進みましょう。各章のエクササイズにしっかりと取り組むことは，どれだけ言っても言い過ぎではないというくらいに，非常に大切です。なぜならこの治療プログラムが成功するかどうかは，あなたがそれぞれのエクササイズを練習し，マスターできているかどうかに大きくかかっているからです。ただ読むだけではなく，練習を適切な方法で定期的にすればするほど，スキルを自分のものにすることができ治療の効果が高まると考えて取り組みましょう。

　このプログラムを進めるペースは，ある程度まではあなた次第と言えます。ですが，最も大切なのは，エクササイズやホームワークを行うための時間を用意し，定期的に行い，それぞれの章の重要なポイントを次に進む前にしっかりと理解しておくことです。

　以下はこのプログラムの全体像で，本書の残りの内容です。

　　第2章　不安のモニタリング法を身につける
　　第3章　不安の持つ役割，機能
　　第4章　GADをもう少し詳しく知る
　　第5章　リラックスするための方法
　　第6章　不安を引き起こす思考をコントロールする（1）：危険を過剰に予測する癖
　　第7章　不安を引き起こす思考をコントロールする（2）：最悪の事態を考えてしまう癖
　　第8章　心配するという行動の本質をつかむ：恐れに向き合うということ
　　第9章　恐れを乗り越え，行動する
　　第10章　実際の問題に向き合う：タイムマネージメント，目標設定，問題解決への

ヒント
第11章　薬物療法とこのプログラムとの関係
第12章　このプログラムの成果とあなたの将来

他の治療との兼ね合い

　もしメンタルヘルスの専門家と治療をした経験や不安を和らげるための薬の使用経験が過去にあったとしても，今後このプログラムから得られるものはあるでしょう。しかし，まだ別の心理療法の治療プログラムに取り組んでいる途中の方には，少し検討してから行動に移すことをお勧めします。たとえ効果のありそうな別の心理療法のプログラムを見つけたとしても，もしあなたがこのプログラムをこれから行うとしたら，終わるまでは別のものを始めるのを待つ方がよいでしょう。なぜならば，同じ問題を解決するための治療だとしても，対処法が異なっていて混乱を招くことがあるからです。私たちは一度に取り組むプログラムは1つの方が効果的であると考えています。ですが，もしあなたが異なる心理療法のプログラム（夫婦間の問題に対するプログラムなど）を希望しており，それが全く別の方向性を持った，GADや不安，心配事以外の悩みに対するものであるとしたら，同時に行っていくことも可能かもしれません。

　もしあなたが今現在GADに対する別のプログラムで治療をしているとしたら，それが有効であるか（もし有効なら他の治療は不必要になるかもしれません），有効でないか（このプログラムをやってみる価値があるかもしれません），はっきりとわかるまでは継続する方がよいでしょう。このワークブックに記載されているプログラムは多くの方にとって大変効果的なものでしたが，しかし，それは別のプログラムが間違った方法であるという意味ではありません。何が有効な治療法なのかは人それぞれなのです。このプログラムに取り組み始める前に，あなた自身はどうするのがよいのかをしっかりと判断し，決めておくことが大切です。

　あなたが抗不安薬を内服しているとしても，このプログラムに取り組むことは可能です。多くの方が私たちのプログラムに薬物治療を行いながら参加してきました。そして治療後，抗不安薬などを内服していた方の約50％が内服をやめられたり必要と感じなくなったりしました。また他にも，主治医と相談しながら内服を減量していくことができた方もいます。不安を和らげる薬については，第2章でもう少し詳しく説明していき

ます。

　理想的には，あなたにこの本を紹介した主治医の先生やメンタルヘルスの専門家と一緒にこのプログラムを進めていくのが最もよいでしょう。ただし，このプログラムは自分で読み進め，取り組んでいくことも可能な内容となっています。

このプログラムから得られる効果にはどのようなものがあるのでしょうか？

　この治療プログラムはアメリカ合衆国のニューヨーク州アルバニーにあるストレス・不安障害センター（Center for Stress and Anxiety Disorders：CSAD）にて開発されました。著者のDr. Barlowがセンター長を務めるボストン大学の施設と，もう一人の著者であるDr. CraskeがセンターSを務めるUCLA（カリフォルニア大学ロサンゼルス校）の施設で十分に内容を吟味し，改訂しました。これらの施設はアメリカ国立衛生研究所（NIH）から資金助成を受けています。CSADはこの活動で高い評価を得ており，ボストン大学の施設は世界でも有数の大きな臨床研究施設となりました。CSADで行われた研究で，このプログラムは大変有効であるということが証明されています。治療を終えた方の約70％において，特に身体の症状や心配しがちな傾向などの症状が明らかに改善し，日々の生活がより楽しめるようになりました。さらに，スキルをしっかりと身につけることで，その後の人生において長期にわたり，この治療を通じて得たことを生かしていけるでしょう。

　私たちのプログラムは不安にまつわる問題を解決するために作られており，治療が成功するための最も大きな鍵は「どれだけたくさんの練習ができるか」にあります。この治療は基本的には学び，習得していくタイプのものですので，できるだけ治療に打ち込みエクササイズにしっかりと取り組むことが大切です。このプログラムがあなたに合っているかどうかを判断するため，あなたが「現状を変えたい」と思っているすべての理由を考えてみましょう。これまでの，不安のせいで疲弊してしまったときのこと，不幸だと感じてしまったときのこと，家族や友達に対してイライラしてしまったときのこと，自分自身の身体の状態が悪くなってしまったときのことなどを思い浮かべてみてください。そして次に，自分の抱えている不安や心配をコントロールすることができるようになり，毎日の生活がより良いものになった自分の姿を思い浮かべましょう。

この治療に取り組むのはどのくらい大変ですか？

　さて，今後 10 〜 12 週間ほど取り組むことになるこのプログラムには，どのくらいの時間や労力がかかるのでしょうか。先ほども述べたように，あなたがしっかりと取り組めば取り組むほど，得られるものは大きいと言えます。私たちはここで新しい物事の考え方や行動の仕方をお伝えしていきますが，実行するのはあなた自身です。プログラム中に出てくるスキルは，使う人が心を決めて取り組まなければ良い結果をもたらすことはできないのです。ときには忍耐力と努力を要することもあるでしょう。病状や，抱えている不安の内容，年齢，不安と共に過ごしてきた期間などが結果を決めるのではありません。あなたがやる気を持ち続け，自分自身を変えていくために取り組み続けることがプログラムの効果を得るために最も重要なのです。ですから，プログラムをやり終えた後の良い未来を思い浮かべ，まず，あなたが決意をすることが大切です。このプログラムのためにベストを尽くす心の準備ができていますか？　あなたはおそらくこれまでにも心配することや不安を感じることに対してたくさんのエネルギーと労力を割いてきたと思いますが，治療を行うのにもそれと同じくらいのエネルギーや労力が必要になるかもしれません。おそらく，このまま症状とともに過ごすのも，決意をしてプログラムに取り組むのも，それぞれに異なる大変さがあるでしょう。しかし，このプログラムに注力することは無駄にはなりません。心配や不安でエネルギーを消耗していたときとは違い，将来的に良い成果をもたらしてくれるはずだからです。この治療が有効なものかどうか判断するためには，最後までやり通すことが必要です。内容に少し疑問を抱くことがあったとしても，まずはひととおり最後まで取り組み，それから効果の有無を判断することをお勧めします。

　もし，あなたがまだそれほどやる気になっていないとしたら，開始するのを少し待つのもひとつの案です。心が決まっていないうちに始めてしまうのは，うまくいかなくなる原因となる可能性があります。このプログラムを開始することがあなたにとって良いことなのか，今はまだ待つべき時期なのか，判断するために次のフローチャートを用いてみましょう。

フローチャート

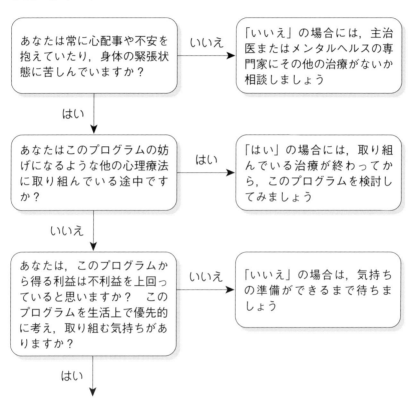

第2章 不安のモニタリング法を身につける

> **目標**
> - 記録をつけることの大切さを学ぶ
> - 「不安の記録」「毎日の気分の記録」「プログレス・ノート」の記録法を学ぶ
> - 一週間の自分の体験をモニタリングする方法を学ぶ
> - セルフチェックを行う

記録をつけることについて

　この章では，記録をつけることの大切さとこのプログラムで使用する記録方法をお伝えします。このプログラムを終えるまでの期間，あなたは自分の気分やその他の様々な情報について記録し続けていく必要があります。この治療がうまくいくためには，記録を継続することがとても重要です。

不安になっているということを自覚しているのに，なぜ記録をつける必要があるのでしょうか？

　定期的に，継続して記録をつけていくことが大切な理由は，いくつかあります。まず，激しい，または慢性的に続く不安というものは，コントロールが難しいように感じられ，まるでその感情が人生を支配してしまっているようになることがあります。不安を抱えているせいで，"被害者"であるかのような気持ちになってしまうことさえある

かもしれません。感情をコントロールしていくための第一歩は，被害者になってしまうのではなく，不安を客観的に観察できるようになることです。記録をつけることを通して，いつ，どこで，どのような状況であなたの不安が生じるのかを観察することを学びます。その結果，不安が大きくなったり持続したりする原因を理解することができるようになり，被害者になったような気持ちも軽減され，自分の不安をもっとコントロールできるようになります。

　次に，記録をすることで，自分の思考，気持ち，行動が，あなたの不安にどのような影響を及ぼしているのか，理解することができるようになります。これは特にこの治療で大切なポイントです。なぜならばこの治療プログラムは，特に，不安になりやすい物事の考え方（思考），不安という感情，不安によって引き起こされる行動というものを変化させていくことを目標に作られているからです。そのためには，まずあなた自身が何を考え，感じ，行動しているのかに着目し，その詳細に気づけるようになることが必要なのです。

　その他にも記録を定期的に継続することが大切な理由には，この種のモニタリングが単に「自分の最近の具合はどうだろうか」と自問自答することよりも，正確な情報をもたらしてくれるから，ということも挙げられるでしょう。もしあなたが先週の自分の様子を尋ねられたとしたら，実際には比較的穏やかな時間もわずかながらあったのに，不安になったときの記憶の方が鮮明であるために「具合が悪かった」と判断して答えてしまうかもしれません。不安な気持ちでいっぱいになってしまっているときは，自分が不安でなかったときのことは簡単に忘れてしまうものです。もう既に経験している方もいるかもしれませんが，比較的「大丈夫」なときのことを見過ごして，全体的に「具合が悪かった」と考えてしまうと，ますます気分が悪くなりさらに不安になってしまいます。実際，自分の生活全般をそのようにネガティブに捉えることで，不安は慢性化してしまいがちなのです。継続的に記録をつけることで，あなたは自分自身の気持ちは（常に不安ばかりということではなく）変化するものであり，時々は不安にならずに過ごせている時間もあるということに気づかせてもらえるのです。

　継続して不安の記録をすることで，不安を感じたときのことを思い出して逆に具合が悪くなるのではないかと心配する方がいます。不安になっている自分に目を向けることそのものに不安を感じている方や，不安をコントロール不能なものだと感じている方には，特にその傾向があるようです。こういった心配がある方には，不安のモニタリング

方法はひとつだけではない，と知っていただくとよいでしょう。主観的なモニタリングというものと客観的なモニタリングという大きく分けて2つのタイプのものがあるからです。

主観的なモニタリングとは「どのように不安になっているか」「その不安はどの程度の強さか」「生活をどのくらい妨げているか」「どのくらいコントロール不能なのか」を自分自身の体感しているものを基にモニタリングすることを意味します。不安な気持ちになっているときは，まるで，ゼリーがぎっしりと詰まった巨大なボウルの真ん中にいるような感じで，逃げ場所がないと感じるかもしれません。主観的なモニタリングは，自分の不安の程度や苦痛など，あなたがこれまで不安と向き合い，自分自身で行ってきたタイプのモニタリングと言えるかもしれません。もしかしたら，それをすると余計に不安が大きくなるため，あえて目を背けてきたという方もいるのではないでしょうか。

一方で，客観的なモニタリングとは，より"科学的"な方法で不安の特徴をモニタリングするもので，その方法をこの章で新たに学ぶ予定です。例えば症状の激しさを点数で表す方法や，不安のきっかけや不安によって引き起こされる考えや行動といった自分自身の"反応"を記録していく方法を学びます。客観的なモニタリングとは，先ほど登場したゼリーのぎっしり詰まったボウルの外側に立ち，そのゼリーはどんな色なのか，何回かき混ぜたのかを記録する，というようなイメージです。

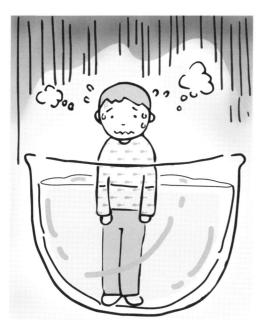
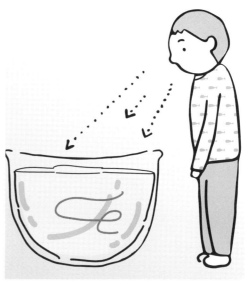

はじめのうちは、今まで自分でしていた主観的なモニタリングをこれから新しく学ぶ客観的なモニタリングに変えていくことは難しいと感じるかもしれません。しかし、記録をするにつれ、以前行っていた主観的なモニタリング方法では不安に注目しすぎてしまい逆に具合が悪くなっていたのだということに気づくでしょう。ここで紹介する新しいモニタリング方法を練習していくと、多くの方々は自分を客観的に見ることに慣れていきます。私たちは専用の記録用紙を作り、この新しいモニタリング方法を行いやすくしました。この後、これらの記録用紙についても説明していきます。

ではここで、記録やモニタリングを継続する理由と、それがなぜこのプログラムにとってきわめて重要なのかをもう一度確認しましょう。

・不安が高まるきっかけをより具体的に探るため

きっかけを知ることで、不安はコントロール不能なものだという考えを取り除いていくことができます。とても些細なことであったり、すでに習慣化していて意識しにくくなっていたりして、きっかけを見つけ出すのが難しいこともありますが、そうした場合にこそ、記録があなたの手助けとなるのです。

・客観的な方法で不安を体験しているときの様子を観察するため

あなたの身体の感覚や考え、行動を含め、具体的に記録していきます。

・あなたの「変化するための試み」を評価するため

不安なときは、つい心配や苦痛に気を取られて、自分の成し遂げたことや良かった部分などを見過ごしてしまいがちです。客観的なモニタリングは、自分がどのくらい前進したのか、何を得たのか、といったことに気づくのに役立ちます。たった一度不安になってしまっただけなのに「大きな失敗をした」「後戻りしてしまった」と感じることがあるかもしれませんが、そのときには記録がそれまで成しえてきた変化をしっかりと証明してくれるでしょう。記録を見れば、「たった一度の出来事のせいでこれまで前に進んできたことが台無しになってしまった」と思うことがなくなります。ですから、後でふりかえることができるよう、記入したすべての用紙をしっかりと保管しておきましょう。これらをまとめておくためのファイルを作るのは、良いアイディアです。

- ゼリーのボウルの外側に立ち，自分自身の客観的な観察者となるため

前述のように，これは前に進むための大切なステップです。

何を記録するのでしょうか？

　これから習う様々なスキルには，それぞれに専用の記入用紙が用意されており，各章で記録方法の説明があります。そのうち，2つの記録用紙はこの治療プログラムのすべての期間で継続して使用します。

　1つ目は「不安の記録」と呼ばれる用紙です。これは，不安が急激に高まったとき，自分自身が不安になっていると気づいたとき，イライラ，筋肉の緊張（身体のこわばり），集中力の低下，落ち着かない，緊張・興奮している，倦怠感，睡眠障害などの身体の症状があるときなど，気づいた場合にはいつでも記録しておくとよいでしょう。このモニタリング用紙から得られる情報は，あなたの不安のきっかけやその要素を理解するために，非常に貴重な材料となります。

　この用紙には8つの項目があります。はじめに，不安が高まる出来事のあった日付と時間を記入します。次に，その出来事が起こったときからこの用紙を書いているときまでの時間の中で経験した最も大きな不安のレベルを点数に置き換えてみて，当てはまる数字を丸で囲みます。また，その出来事が起こったときから記録をしているときまでにあなたが経験した症状についても，丸で囲みます。これらの症状のいくつかは「いつもある」と思うかもしれませんが，普段と比べてより強く感じた症状をチェックしましょう。これらの「きっかけ」の中には，一日の中のある時間帯や（休日の前日の夕方など，仕事をやり終えるための十分な時間がないと感じて不安になるかもしれません），または何かの病気についての新聞記事を読んだとき，予定していた時間に家族から連絡が来なかったとき，などが挙げられるでしょう。もしあなたが不安のきっかけに気づくことが難しかった場合には「わからない」と記載してかまいません。そして「不安なときの思考（考え）」の部分には，不安になってしまったときにどんなことを考えていたかを記入します。この部分はとても大切ですので，できるだけ詳しく書いてみましょう。私たちは第3章であなたの不安なときの思考についてじっくり取り組む予定になっています。次に，不安なときのあなたの行動（例えば，うろうろする，確認のため家族に電話をする，心配から気をそらすために何か別のことをする，など）を記入してみま

しょう。最後に，何時くらいに，不安が減ったことや身体の感覚，症状が改善したことに気づいたかを記入します（「不安の記録」の一番上の段の右の部分です）。記入例の次のページ（p.25）は「不安の記録」の未記入の用紙です（注：第6章，第7章になると，「不安の記録」の2つの別バージョンのものを用いることになります）。

　次のページの例にあるように，シュンスケさんは日曜日の夕方5時くらいになるととても不安になり，それは4時間ほど続いていたと話しました。彼が記録をするまでに感じた最も大きな不安を点数化すると，60くらい，またはそれより少し強いくらいとのことでした。彼は，落ち着かなさや緊張，集中力の低下，イライラなども感じていました。仕事が始まる前日である，ということ以外には「きっかけ」となる出来事を見つけ出すことはできませんでしたが，彼は毎週のように仕事の前の日になると同じような不安を経験しているとのことでした。シュンスケさんは仕事上で起こりうるすべての問題や，それによって，ただでさえ多忙なスケジュールが乱れるであろう，といったことを考えており，時間通りにすべてがうまくいかなかったらどうしよう，上司に非難されるのではないかと心配していました。不安を感じた後の行動には「テレビを見て気を紛らわせる」といったものがありましたが，それをしたところで気分を変えることはできませんでした。

　次の例では，アヤカさんが木曜日の午後2時にとても不安になった（最もつらいときが70）と報告しています。彼女は落ち着かず，集中力が低下し，緊張を感じました。彼女が記録した「きっかけ」は，いつもと同じ時間に夫が電話をくれなかったことでした。アヤカさんは夫の安否が不安で，彼が45分後に電話をくれるまで心配し続けました。特に，彼女は彼が最近お腹の症状を訴えていたことを思い出し，何か大きな病気になって仕事中に倒れてしまったのではないかと考えたのです。その結果，彼女は不安への反応として何度も夫に電話をするという行動をとってしまったのです。

　これらの例のように，これらの用紙に記録した情報はこれまで気づいていなかったあなたの不安に対する反応のパターンを理解する手がかりとなります。

◆ 不安の記録　　シュンスケさんの記入例

日付：3/9（日）　　不安になり始めた時間（午前・㊗️午後）　　5 時

　　　　　　　　　不安がおさまった時間（午前・㊗️午後）　　9 時

最もつらかったときの不安を点数化しましょう（数字に丸をつける）

0 --- 10 --- 20 --- 30 --- 40 --- 50 ---⑥⓪--- 70 --- 80 --- 90 --- 100

全く不安を　　　軽度　　　　中等度　　　　重度　　　かなりひどい
感じない

下記の症状のうち，あなたが経験したものにチェックをつけましょう

　　　落ち着かない，緊張や興奮を感じる　　　✓
　　　疲れやすい　　　　　　　　　　　　　　_____
　　　集中力の低下，ぼーっとする　　　　　　✓
　　　イライラする　　　　　　　　　　　　　✓
　　　筋肉の緊張（肩こりなど）　　　　　　　_____
　　　睡眠障害　　　　　　　　　　　　　　　_____

「きっかけ」（不安を　　日曜の夜　──　明日からまた仕事だと思った
引き起こした出来事）

不安なときの思考　　　やることがたくさんありすぎる，全部やり終えられるわけがない，
　　　　　　　　　　　きっと上司が怒るだろう

不安なときの行動　　　別のことで頭がいっぱいになるようにテレビを見たけれど，そのま
　　　　　　　　　　　ま心配し続けてしまった

◆ 不安の記録　　アヤカさんの記入例

日付：3/15（木）　　不安になり始めた時間（午前・㊥）　　2:00

　　　　　　　　　　不安がおさまった時間（午前・㊥）　　2:45

最もつらかったときの不安を点数化しましょう（数字に丸をつける）

　　　0 --- 10 --- 20 --- 30 --- 40 --- 50 --- 60 ---⑦⓪--- 80 --- 90 --- 100

　　　全く不安を　　　軽度　　　　中等度　　　　　　重度　　　　かなりひどい
　　　感じない

下記の症状のうち，あなたが経験したものにチェックをつけましょう

　　　落ち着かない，緊張や興奮を感じる　　　✓

　　　疲れやすい　　　　　　　　　　　　　＿＿＿

　　　集中力の低下，ぼーっとする　　　　　　✓

　　　イライラする　　　　　　　　　　　　＿＿＿

　　　筋肉の緊張（肩こりなど）　　　　　　　✓

　　　睡眠障害　　　　　　　　　　　　　　＿＿＿

「きっかけ」（不安を　　いつもの時間に，マコト（夫）が電話をくれなかった
引き起こした出来事）

不安なときの思考　　　彼は病気に違いない，お腹の調子が悪いと言っていたが，何かひど
　　　　　　　　　　　い病気になったのかもしれない，倒れたのかも

不安なときの行動　　　マコトに電話し続けた，少なくとも 10 回はかけたと思う

◆ 不安の記録

日付：_____　　　不安になり始めた時間（午前・午後）_____

　　　　　　　　　　　不安がおさまった時間（午前・午後）_____

最もつらかったときの不安を点数化しましょう（数字に丸をつける）

　　　0 --- 10 --- 20 --- 30 --- 40 --- 50 --- 60 --- 70 --- 80 --- 90 --- 100

　全く不安を　　　軽度　　　　　中等度　　　　　重度　　　　かなりひどい
　感じない

下記の症状のうち，あなたが経験したものにチェックをつけましょう

　　落ち着かない，緊張や興奮を感じる　　　_____

　　疲れやすい　　　　　　　　　　　　　　_____

　　集中力の低下，ぼーっとする　　　　　　_____

　　イライラする　　　　　　　　　　　　　_____

　　筋肉の緊張（肩こりなど）　　　　　　　_____

　　睡眠障害　　　　　　　　　　　　　　　_____

「きっかけ」（不安を　_____
引き起こした出来事）　_____
　　　　　　　　　　　_____

不安なときの思考　　　_____
　　　　　　　　　　　_____
　　　　　　　　　　　_____

不安なときの行動　　　_____
　　　　　　　　　　　_____
　　　　　　　　　　　_____

次の記録フォーム（p.28）は「毎日の気分の記録」です。眠る前，一日の終わりに記録をしましょう。

私たちは不安のレベルを表すときに0から100までの点数を用いるのが最も有用であることを見出しました。まず，一日の全体の様子を思い返して，その日感じた不安を平均した点数を書きます。100が最も強い不安を感じた，0は全く不安を感じなかったとして，0から100までの中から点数を選びます。この0から100までの点数を用いる方法は，少し練習をすればすぐに身につきます。これは，あなたの不安を言葉や文章で説明するよりもずっと客観的で，個人的な感情に左右されにくい方法です。次の列では，同じスケールを使ってその日感じた中で最大だった不安を点数化してください。特にその日は不安が高まるような出来事が起こらなかったという場合には，一日の平均の欄と同じくらいの点数となるでしょう。次の列で，その日一日の身体の緊張，痛みや落ち着かなさ，集中力の低下，倦怠感，睡眠障害などの度合いについても点数化しましょう。さらにその次の列では，一日をふりかえって，どのくらい不安で頭がいっぱいになってしまっていたかを記録します。言い換えると，あなたは一日のどのくらいの時間を心配事や不安な考えに費やしていたかどうかを0から100までで表すのです。最後の列は項目が空欄になっていますが，もしあなたが特にモニターしておきたいと思うようなことがあったら，それを記載しましょう。（例えば，何かを先延ばしにしたかどうか，爪を嚙んでしまったかどうか，頭痛などの気になる身体の症状の度合いなど，特に気になっていることがあればそれを記入しましょう）

以下の例では，シュンスケさんは，一週間のうち数日，他の日よりも不安が強くなることがあるのだとわかります。もし私たちが一週間の終わりに様子を聞いたとしたら，火曜と木曜は彼の不安や身体の症状は軽かったのにもかかわらず，彼は「一週間ずっと不安だった」と答えてしまうかもしれませんね。シュンスケさんは最後の列に「頭痛」を書き加えました。なぜなら頭痛は，彼にとってとても頻繁で，煩わしい症状だったからです。

◆ 毎日の気分の記録　シュンスケさんの記入例

それぞれの項目について，一日の終わりに下の 0 から 100 までのスケールを使って，あなたの気分を点数化しましょう。

```
0 --- 10 --- 20 --- 30 --- 40 --- 50 --- 60 --- 70 --- 80 --- 90 --- 100
```

全く不安を　　　　軽度　　　　　中等度　　　　　重度　　　　かなりひどい
感じない

日付	一日全体の不安を平均すると	その日の中で最も高かった不安のレベル（不安の最大値）	全体的な身体の緊張の度合い	一日のうちどのくらい不安で頭がいっぱいになってしまっていたか	頭痛
3/7（月）	45	85	65	75	50
3/8（火）	25	50	45	45	10
3/9（水）	60	90	70	70	65
3/10（木）	15	25	20	25	10
3/11（金）	40	60	50	55	30
3/12（土）	25	30	10	30	15
3/13（日）	50	50	30	40	20

◆ 毎日の気分の記録

それぞれの項目について，一日の終わりに下の 0 から 100 までのスケールを使って，あなたの気分を点数化しましょう。

```
0 --- 10 --- 20 --- 30 --- 40 --- 50 --- 60 --- 70 --- 80 --- 90 --- 100
```
全く不安を　　　　軽度　　　　　中等度　　　　　重度　　　　かなりひどい
感じない

日付	一日全体の不安を平均すると	その日の中で最も高かった不安のレベル（不安の最大値）	全体的な身体の緊張の度合い	一日のうちどのくらい不安で頭がいっぱいになってしまっていたか	
/ (　)					
/ (　)					
/ (　)					
/ (　)					
/ (　)					
/ (　)					
/ (　)					

最後に，「不安の記録」と「毎日の気分の記録」の情報を基に，あなたがどのくらい前進したかを記録することも非常に大切です。「プログレス・ノート」はあなたの進み具合を一週間ごとに，12 週までまとめて記録できるようになっています。p.31 の表が「プログレス・ノート」です。

　この用紙に記録していくと，プログラムを始めてから終える頃までにどのくらいの変化があったのかが一目でわかるようになります。また，あなたはこの「プログレス・ノート」にその他の気になる項目を選んで記入していくこともできます。少なくとも，その週に経験した大きな不安の出来事の数（「不安の記録」を書いた日数でもよい）と，その週に感じた最大の不安の点数の平均値（「毎日の気分の記録」の，最も高かった不安のレベルの列の点数の平均）を記録しておくとよいでしょう。

　p.30 の例では，シュンスケさんは 12 枚の「不安の記録」を書いたので，不安を感じた出来事の数を 12 としました。「毎日の気分の記録」では 70，60，30，70，30，40，50 と記録していたので，それをすべて合計し，日数（この場合は 7）で割り算をしたところ平均値は 50 となりました。翌週は 10 枚の「不安の記録」を記入し，不安の平均値は 50 でした。残りの週についても，p.30 の表を見てみましょう。

　「プログレス・ノート」は最大で 12 週間まで記録できるようになっていますが，必要があれば追加して記入してもかまいません。この表は様々な情報を正しく把握するのに役立ちます。この表を目につきやすい場所，例えば浴室の鏡や冷蔵庫など（または，他の人には見られにくく，かつ，あなたの目に留まるような場所があればそれでもよい）に貼っておくのも，ご自分が良い方向に向かっていることを時々思い出すために役立つでしょう。

◆ プログレス・ノート　シュンスケさんの記入例

左軸：一週間のうち大きな不安を感じた出来事の数（「不安の記録」を参照）

右軸：毎日の不安の最大値を一週間分平均した点数（「毎日の気分の記録」を参照）

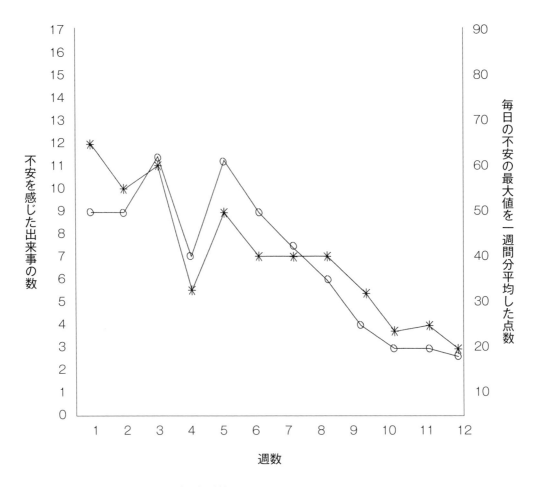

＊……不安を感じた出来事の数（左軸）

○……毎日の不安の最大値を一週間分平均した点数（右軸）

◆ プログレス・ノート

左軸：一週間のうち大きな不安を感じた出来事の数（「不安の記録」を参照）

右軸：毎日の不安の最大値を一週間分平均した点数（「毎日の気分の記録」を参照）

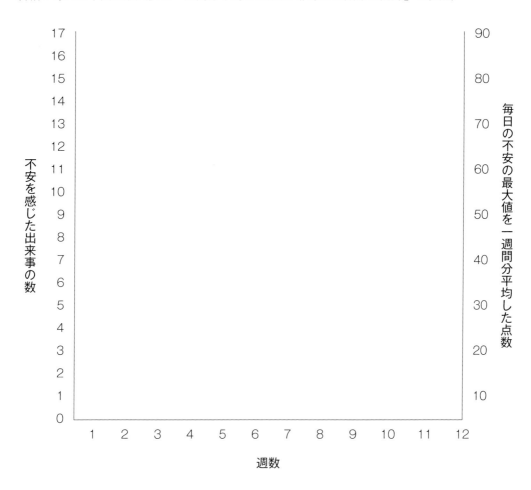

記録を書き続けることは，いくら強調してもしすぎることはないというくらい重要です。「不安の記録」と「毎日の気分の記録」は，プログラムを成功させるために必ず毎日記入しましょう。はじめのうちは，あなたはこれらをやり続けることを自分に課さなくてはいけないかもしれませんが，続けていくにつれて慣れていきます。そして，記録をすることは，非常に意味のあることだということに気づくことができるはずです。記録はあなたへのフィードバックとなるだけでなく，あなたの主治医や担当のメンタルヘルスの専門家にとっても，有用な助けとなるのです。

 ホームワーク　　　　　　　　　　　　　　　　　　　　　Homework

- 次の一週間，あなたの不安の出来事と毎日の生活上の不安について「不安の記録」「毎日の気分の記録」の用紙を使って記録をしてみましょう。

 セルフチェック　　　　　　　　　　　　　　　　　　　　Self check

次の質問に○または×で答えましょう。回答は，付録のページにあります。

　　1. あなたの不安を日々記録することは，その週の出来事を思い出すことよりも正確で客観的な方法である。
　　2. 「不安の記録」を一週間の終わりに記録することは，あなたがどのように不安を感じているのか継続的に考えなくてもよいため，良い方法である。
　　3. 「毎日の気分の記録」は，あなたが不安を感じた出来事に関係する特定の状況やきっかけを明確にするのに役に立つ。

第3章 不安の持つ役割，機能

> **目標**
> - これまでの記録を見直し，「プログレス・ノート」に情報を追加する
> - 不安の持ついくつかの要素とその役割を理解する
> - 不安によって引き起こされた身体の症状を把握し，記録する
> - 「不安の三要素」の用紙に記録をする
> - 記録を継続する
> - セルフチェックを行う

記録の見直し

　不安が高まる出来事が起こるたびに，「不安の記録」と「毎日の気分の記録」を使って，記録をすることができましたか？　もし記録を続けていなかったとしたら，どうしたら続けられるようになるのか，考えてみましょう。なぜなら，このプログラムの効果はいかに正しく記録を続けていくかによって決まるからです。実際，記録をすることは，あなたが良い方向へと変化していくための第一歩なのです。これまでの章で説明があったように，記録をすることであなたはより客観的に自分の症状に気づけるようになります。客観的に記録をすることで，あなたは不安や心配事をコントロール可能なものだと捉えられるようになるでしょう。そして，このようなモニタリングは，あなたがどのように不安を感じているのか，例えば，どんな身体の症状を感じているのか，何を考えているのか，どんな対処をしたのかなど，より詳細な情報を得るために，とても大切なのです。あなたがもし何も記録をしていなかったなら，プログラムを進めていくま

えに，一週間ほど記録をすることをお勧めします。

　もしもあなたが記録を継続してきたとしたら，それは素晴らしいことです！　これからその記録を確認して，あなたが何を学ぶとよいのかを見ていきましょう。あなたの不安は，例えば仕事上の責任や，家族のイベントなど，何か特定のきっかけに反応するように繰り返し生じていましたか？　あなたが不安なとき，いつも同じような考えが頭に浮かんでいましたか，それとも毎回別の考えでしたか？　決まった曜日や決まった時間に最も強い不安を感じることがありましたか？　パターンをつかむにはまだ早いという方も，もうつかめたという方もいるかもしれませんね。もし一週間継続して記録をすることができた場合には「プログレス・ノート」にその情報のまとめを記載することができるでしょう。先週不安になったエピソードの数（「不安の記録」の枚数でもよいでしょう）と，「毎日の気分の記録」の最大の不安の点数を平均したものを書いてください。もちろん，「プログレス・ノート」にはその他の項目について自分で書き足すこともできます。

　不安になるときのきっかけと，そのときの不安の感じ方のパターンに着目することは，不安というものが出来事に対する反応であるということを学ぶ第一歩です。たとえそれがコントロール不能なものだと感じられたとしても，不安というものは何かに対する反応なのです。もしもあなたがそのきっかけをつかむことができたとしたら，あなたは別の反応の仕方を学び，行動を変えていくことができます。

　それでは，不安の持つ役割をより細かく検討し，特に心配するということのプロセスについて検討してみましょう。そもそも，なぜそれは始まり，続いてしまうのでしょうか？

不安という状態

　不安というものは誰にでも起こりうるとても自然な心の状態です。多くの場合，不安は生産的で，原動力となりうるものです。例えば，多くの人の前でステージに立たなくてはならない役者の場合，多少の不安を感じることも，ベストを尽くすためのモチベーションを維持するのに役立っていると言えるでしょう。何年にも及ぶ研究の結果，不安を少し感じているくらいのほうが，パフォーマンスが高まるということが繰り返し証明されています。それは，あなたが何をしているかにかかわらず，例えば教室で，仕事の

ミーティングで，またはテニスコートで，適切なレベルの不安を感じているときに，そのような現象が起こると言えます。

　また，不安にはとても重要な役目があります。それは，起こりうる事態に対する防御と備えです。不安は，いつ起こるかわからない危険などに対し，心の準備をさせてくれます。あなたが危険な目にあいそうだと感じたとき，戦うのかそれとも逃げるのか，不安は，あなた自身に選択を迫るでしょう（これは急にストレスがかかったときの自然な反応である「闘争か逃走か反応」と呼ばれています）。不安は恐怖と似ていることもありますが，その２つは異なるものです。不安とは，将来起こりうる危険に対する準備をしている状態です。恐怖とは，危険が今すぐ起こると知覚したときに生じる反応です。不安は，容易に恐怖を呼び起こします。例えば，あなたがジャングルを歩いていて，木の陰にライオンが隠れているかもしれないと思ったとしましょう。あなたは不安に陥り，その結果，ライオンが襲ってこないかどうか，いかなるサインにも気づこうと周囲に注意を払い，身を守ろうとするでしょう。あなたの身体は車のギアが入ったかのように必要とあらば行動を起こす準備をしています。もしライオンが突然木陰から姿を現しあなたに向かって走ってきたら，不安ではなく，恐怖の感情とそれによって生じた「闘争か逃走か反応」が起こります。あなたは走って逃げるか，さもなければ危険な目にあってしまうでしょう。ここで肝心なのは，恐怖も不安も基本的には自分を守るためのものであるということです。

　しかし，不安が不必要に続いてしまうと，あなたは常に危険に備えている状態になってしまいます。ここで重要なのは「危険な目にあうかもしれない」と考えたことが原因で不安になってしまっているということです。実際はその危険というのは起こりそうにもないような内容であることがほとんどです。危険とは，人殺しに命が脅かされるというようなひどいものである必要はありません。例えば，馬鹿にされるかもしれない，失敗をするかもしれない，といったことから命の危険まで，幅広い範囲の悪い出来事が考えられます。成功を重ねてきた経営責任者が新しいプロジェクトや契約に取り組むときなどは，大きなストレスや不安を抱えることでしょう。しかし彼らは長時間働き，失敗や批判が生じないように，コントロールを失わないように，と努力しているのです。その他の例としては，3児の母親は，学校からの要求に応えなくては，子どもたちが試験で落第点を取らないようにしなくては，といった不安やストレスを感じているでしょう。このように，それぞれの人がそれぞれの難題や危機的な場面というものを抱えてい

るのです。

　それでは，いくつか，例を見てみましょう。例えば，あなたはオフィスでとても忙しく過ごしていて，午後5時までに終わらせなくてはならない仕事がある。もし間に合わなければ上司に叱られる，という状況だったとします。またはあなたの義理の姉が，あと15分であなたを迎えに来る。一緒にミーティングに行く約束をしているのに，あなたの子どもたちが協力せず，自分自身も支度が全然できていないという状況だったとします。義姉は怒り，ミーティングに遅刻するだろうとあなたは考えるでしょう。ここで出てくる「危険」とは，それほど深刻なものではないかもしれませんが，でも，存在します。あなたは締め切りに間に合わないかもしれない，自分にとってとても大切な相手である上司に叱られるかもしれない，義姉を怒らせ，ミーティングが始まってから到着して話し合いを中断させてしまうかもしれないのです。もし，あなたがこれらの締め切りやミーティングの約束，または上司の反応を全く気にしていないのであれば，きっと不安になることもないでしょう。

　これらの例では，締め切りや時間を守らなくてはならないと考えることが明らかな不安のきっかけでした。これまでに何度も触れてきたように，多くの場合において不安の原因はわかりにくいことがほとんどです。ですが，このプログラムの初期の目標のひとつが，そのきっかけをつかむことなのです。

　例を見ながら，もし不安が高まり本当にあなたが「最悪だ」と思うような出来事（例えば，クビになる，子どもが危険にさらされるなど）が今にも起こりそうだと感じたら，あなたは前述の「闘争か逃走か反応」を経験するかもしれません。この反応は，実際に最悪の事態が迫っていなくても生じることがあります。

　もしかしたら，あなたは「正気を失った」「心筋梗塞になったのかも」「窒息してしまう」などと感じることによって，パニック発作を起こしてしまうかもしれません。すると，本当は何も恐れることはないとわかっていたとしても「逃げ出したい」「ここから出なくては」と思ってしまうことでしょう。一方で，あなたは「闘争の反応」，例えば相手に襲いかかる，子どもを叩く，オフィスで同僚に対し感情を露わにする，などをそれが不安への反応であることに気づかないまま経験してしまうかもしれません。

　さて，不安の持つ役割について述べましたが，ここで大切なのは「危険が迫ったときに不安が生じるのは自然なことであるが，頻繁すぎたり高まりすぎたりすると問題になる」ということです。不安の程度には幅があり，ちょっとした不快感というレベルのも

のから，とてつもなく強くてつらいものまであります。不安が高まりすぎたり頻繁に生じたりしてしまうと，生活に支障をきたしたり，自分自身をコントロールできなくなるような気持ちにさせられてしまいます。このプログラムのゴールは，あなたがそういった不安の強さや不安になる頻度を減らせるようになることであり，不安そのものをすべて取り去ることではありません。なぜなら，それは不可能だからというわけではなく，すべて取り去ることには意味がないからです。前述のように，小さな不安というものは，人々のパフォーマンスを向上させたり，モチベーションを向上させたりしますし，本当に危機が迫ったときには強い不安を感じることも必要だからです。

不安の持つ要素

　大雑把に捉える形のアプローチでは，不安は解決の糸口をもたらしにくく，とてもコントロールしにくいものです。例えば「とにかく，落ち着いて！　心配しても仕方ないんだから！」と，あなたは何度自分に言い聞かせてきたことでしょう（または，他の人からそう言われてきたことでしょう）。そのように自分に言い聞かせる方法は，どのくらい有効でしたか？　おそらく，あまり役に立たなかったのではないでしょうか？　なぜなら「心配しないように」と自分に言い聞かせるだけでは，心配しないようにする方法を習得することはできないからです。不安を構成要素という視点から見ると，疑問やコントロール不能に見えている部分が少し解決します。また，このように細かく考えていくことは不安になりにくい方法を身につけるのに役立ちます。私たち科学者は不安を3つの要素に分けて考えます。3つの要素とは，身体的な側面，認知的側面（思考・考え），そして行動的側面を指します。これがあなたに身体の症状や考え，行動を記録してもらう理由でもあります。それでは，不安の三要素についてもう少し理解を深めましょう。

1. 身体的感覚（身体の症状）

　これは，筋肉の緊張（肩こりなど）や倦怠感，落ち着かなさ，集中力の低下などの症状や身体の感覚を含みます。不安や恐怖を感じているとき，神経系は様々な種類の影響を身体に及ぼし，時折それらの症状は，説明がつかないものやいつもと違う感覚（例：

目のかすみ，頭が重いなど）として経験されます。それらの症状を感じることで，さらに不安が高まることもあるかもしれません。このような場面では，身体の症状はあなたを危険から守るために身体が反応して生じた副産物であることを思い出しましょう。また，それらの症状は恐ろしいもののように見えますが，実際はあなたの持つ自己防衛のシステムの一部であり，全く恐ろしいものではないのです。

　危険やあなたを脅かすものに気づいたとき，脳はあなたの自律神経系にシグナルを送ります。自律神経系には交感神経と副交感神経という2つのシステムがあり，これらは，何らかの行動を起こすときに，その準備として直接身体のエネルギーレベルをコントロールしています。

　簡単に説明をすると，交感神経は身体を「闘争か逃走か反応」に備えさせ，危険に対する準備をします。副交感神経はバランスを取り直し，神経系を休息モードに戻す役割を持っています。しかし，これらの2つのシステムはいつも一致した動きをしているわけではありません。交感神経を車のアクセルペダル，副交感神経をブレーキペダルだと仮定してみてください。アクセルのみ，ブレーキのみ，同時に両方を踏む，どちらも踏まない，といったように，様々な組み合わせで動くことがあると考えるとわかりやすいですね。

　最近の研究において，常に心配や不安を抱えている人では，交感神経の興奮の高まりよりも副交感神経がうまく働かないことの方が症状に大きな影響を与えていることが示されています。副交感神経がうまく働かないというのは，ブレーキが作動する確率が低いという意味です。アクセルがめいっぱい踏まれているわけではないのに本来働くべきブレーキが作動しないためコントロールがうまくいかないのです。その結果，致命的な変化が生じるわけではないのですが，なんらかの身体の反応が生じます。これが，GADの慢性的な症状である，筋肉の緊張，肩こり，頭痛，睡眠不足，イライラ，リラックスできない，などの原因です。それら慢性的な症状と比較して，特定の恐怖の感情と関連のある生理的な（一時的な）反応の場合は，不安の原因の悪化・改善や不安の増強・減弱とともに，急に現れたり消えたりします。

　幸運なことに，私たちの研究では，このワークブックに記載された治療方法で副交感神経の働きが鈍くなっている状態を改善できることが証明されています。

　これまで説明があったように，慢性的な不安や心配事と対比させて，急な危険が迫ったときに生じる恐怖に対する生理的な現象というものがあります。そのような状況では

交感神経系は腎臓の上にある副腎から2種類の化学物質を放出するように命じます。これらの化学物質は「アドレナリン」「ノルアドレナリン」と呼ばれています。これらは交感神経系が他の全身の細胞に「闘争か逃走か反応」に備えるよう伝えるメッセンジャーの役割をしています。急な危険やそれによって生じた感情の起伏が元に戻った後にもまだ興奮しているように感じられることもあるかもしれませんが，体内の他の化学物質によってアドレナリンとノルアドレナリンは分解されるので「闘争か逃走か反応」の状態が永遠に続くことはありえません。興奮が多少持続するのはとても自然なことなのです。実際，自然の世界では危険が繰り返し訪れることもあり，このような興奮の持続は，緊急事態に備えて必要時に身体が反応できる状態を保つという意味で，有用かつ適応的なことなのです。

「闘争か逃走か反応」を引き起こす化学物質の変化は，様々な症状をもたらします。例えば，心拍数が増加すると体内の血流が良くなり，老廃物を排泄するために組織に酸素をより多く送ります。このとき，あたかも心臓がものすごい速さで動き，ドンドンと脈を打っているかのように感じるのはよくあることです。血流にも変化があります。基本的に血液は皮膚や爪，つま先など需要がそれほど多くない場所から，腕や足，胸部の大きな筋肉へと，必要に応じて血管を広げたり狭めたりして送り込まれます。このとき，手足が冷たくなって，かじかんだりゾクゾクしたりするのもよくあることです。加えて，呼吸は通常速くなります。これはより俊敏に動くためにより多くの酸素を得る必要があるということであり，明らかに身体の自己防衛システムにとって大切なことです。その代わり，息切れを感じたり，窒息するような気がしたり，胸に痛みを感じることさえあるかもしれません。呼吸が速まることや過換気になることで（酸素の消費量が供給される量と比べて少ない状態），実は，脳への血流は減ってしまうのです（脳の血管は，酸素が少ないときには広がるようにできており，過換気で酸素が大量に送りこまれると逆に縮んでしまいます）。それらは，ほんのわずかな量の変化であり，さほど危険なことではないにもかかわらず，めまい，目のかすみ，混乱，非現実感などの不快な症状をいくつも生み出してしまいます。酸素が過剰になっているのに，酸素が不十分であるという感覚を経験することがあるかもしれません。通常「闘争か逃走か反応」のときは，身体の熱を冷ましてオーバーヒートを防ぐため，汗腺の働きは活発になります。

恐怖，または「闘争か逃走か反応」のときには，視覚の異常（視覚的な刺激が増え，目がかすむなど）をもたらす瞳孔の散大など，様々な身体の変化が起こります。唾液の

分泌量も減少し，口渇や消化管の働きが鈍くなり胃がもたれるなどの症状をきたします。

　もうおわかりのように，不安や心配が慢性的にあるとき（将来起こるかもしれない悪い出来事を心配するときなど）に生じる身体の変化は，筋肉の緊張や落ち着かなさなど小さなものです。恐怖への生理機能（急に恐怖を感じたときなど）はそれとは全く異なる，交感神経系の興奮を引き起こします。常に不安を感じている場合，慢性的な身体への影響を継続的に感じているかもしれません。そして最悪のことが本当に起こると確信してしまっていると，それらが恐怖の感情の影響であると思うことすらできないかもしれません。不安と恐怖の違いはとても大切です。なぜなら，不安や心配を抱えている状態は恐怖に対する生理的な反応を妨げる可能性があるからです。言い換えると，心配することで，恐怖に関連した身体の反応を止めてしまうかもしれないのです。のちに説明しますが，恐怖を感じることの方がつらいために，「心配する」という状態を持続させてしまうことがあるのです。例えば，緊張や落ち着かなさを感じて眠れないという状況は（心配する），心臓がバクバクと脈を打って息切れやめまいがして混乱してしまう（恐怖への反応）よりもまだマシだと思うでしょう。この例のように，不安や心配は恐怖を感じることを避けるための対処法になってしまっている可能性があります。このプログラムの目標のひとつは，恐怖と対峙（たいじ）して気持ちを落ち着かせることができることを知り，心配する必要性を減らすことなのです。

2．認知（思考・考え）

　身体が危険に対して準備をするのと同じように，思考も不安なときは準備をします。不安を感じることの副産物のひとつに，危険だと感じる物事に注意を向けるようになることが挙げられます。思考や想像の対象が差し迫った出来事に集中するようになり，「悪いことが起こる」「何が起こるのだろうか」という考えが浮かんできます。悪い出来事というものは，たとえ起こる確率がとても低いとしても，比較的「起こりそうだ」と信じてしまいがちです。また，良い結果よりも最悪な状況の方が予測しやすく，そればかり思い浮かべてしまうものです。

　私たちが不安を感じるとき，私たちの脳は自然とあらゆる危険のサインを感じ取ろうと周囲を注意深く見て考えるようになります。これは生き残るためという観点では意味

があります。なぜなら，もし本当に危険が迫っている場合には，素早く気づくことが役立つからです。しかし，もし慢性的に不安を感じ，起こりうる危険や，将来の失敗の可能性などに対して常に注意を払い続けているとしたら，例えば仕事中の会話など，目の前のやるべきことへの注意が妨げられ，気が散ってしまうでしょう。

　不安なときの思考（すべての起こりうる悪い出来事と関係がある考え）は「心配」と呼ばれますが，これこそが GAD の主な特徴です。まずは「心配」の持つ役割について検討してみましょう。現時点で，思考や想像があなたの不安の構成要素の一部であると認識しておくことはとても大切です。それに加えて，心配は他の要素にも影響を与え（例えば身体の生理的な反応や不安なときの行動など），同様に，身体の生理的な反応や不安への反応としての行動も，心配の種になりえます。思考と行動，身体の生理的反応についてはこの章の後半でさらに詳しく説明します。

慢性的な「心配」にはいくつかの共通したテーマがみられることがあります。

1）健康

　自分自身や家族，友人の健康について，病気や体調不良になるに違いないと想像し，対処できなくなるのではないかと心配することです。例えば他の人が病気で倒れたという話を聞いただけで，自分や自分の愛する人が病気になるかもしれない可能性を思い，心配してしまうことです。

2）家族・友人との関係

　自分が相手にとって良きパートナーや友達であるかどうか，家族の幸せ，安全，生き生きと暮らせているか，彼らに対して良いふるまいができているかどうか，といった心配をすることです。

3）仕事・学校

　これもまたよく心配の種となる分野のひとつです。例えば，あなたはその週のやるべき仕事をすべて終わらせることができるか心配したり，期待されていた通りのパフォーマンスができているか，ミスをしていないか，自分自身のことだけでなく，自分が責任者を務めるオフィス全体のことまで心配してしまう，といったものです。

4）収支

十分な蓄えがあるのにもかかわらず、家賃などの支払いや、将来のためのお金について心配する人もいます。

5）日々の生活

すべてに悪い結果が待っているのではないかと考えてしまい、例えば時間に遅れないか、身なりが整っているか、雑用をこなせているかなど、日々の活動への持続的な心配をすることです。

常々心配している人はいつも似たようなことを悩んでいる傾向がありますが、それだけでなく、心配することをやめられないという特徴を持っています。他の人は心配することをやめられるのに、慢性的に心配している人は、夜ベッドに横になると、やめたいと思っているのにもかかわらずその週やその年の予定について考えてしまうのです。同様に、慢性的に心配している人は家に帰っても仕事のことを悩み続け、それをやめることができません。このプログラムではあなたが心配をやめられる方法を習得するために、たくさんのエクササイズに取り組んでいきます。

==慢性的な心配の背景にはいくつかの信念==が潜んでいると言われています。なぜ心配をやめることが難しいのか、これらの信念によってその理由の大部分を説明することができるでしょう。

1）完全主義

完全主義、またはミスをすべきではない、してはならない、という隠れた信念。判断、決断、子育て、仕事など、生活していく中で、誰もが不器用さを持っておりミスをする可能性があるのにもかかわらず、そうであってはならないと考えることを指します。

2）責任感

責任感、または、悪い結果にならないように気を配らないことは無責任だという信

念。心配が頭に浮かんだときにそれを無視してはならないという考えや，心配することは責任を全うしていることであり，心配しないということは無責任である，と考えること。

3）可制御感（コントロールできている，という感覚）

心配することで状況をコントロールすることができる，または心配することは悪い結果が起こらないようにするための方法であるという信念。例えば「私が心配したから，娘が旅行から安全に帰ってこられた」とか，逆に「私は心配しないでいることが心配です」といった表現をされることがあります。

4）心配することについての悪いイメージ

心配することそのものがあなたを狂わせてしまうのではないかと思うこと。または心配になるということは自分が精神的に参ってしまっているせいだ，または頭がうまく働いていないせいだ，と考えてしまうこと。

これらの隠れた信念は，いずれもあなたを心配し続けるように仕向けてしまいます。（例として，「大丈夫，ミスをする可能性は少ないはず」と，自分に言い聞かせたり，「私は責任者なのだからどうにかしなくては」「もしネガティブな出来事が起こっても対応できるように考えておこう」などと，心配したりすることが不安への対処行動となってしまっているケースがよく見られます）

もしくは，心配するのをやめたいがために，例えば，自分で気を紛らわせたり，前日の夜に悩まなくてもいいようにと次の仕事の日に必要な準備をすべて完璧に終わらせてみたり（夜に過剰な心配をして心が落ち着かなくなるのが怖いため），何か別のことをするように自分を仕向けたりしてしまうかもしれません。しかし，これらの行動は不安を根本的に解決するわけではないため，この方法で心配し続けるのをやめることは難しいのです。いずれにせよ，これらのような隠れた信念は，心配を長い間持続させてしまう原因と言えるでしょう。

3. 不安によってもたらされる行動

　身体と思考が危険に対して準備をするときは，行動もそれに伴った変化をします。不安によってもたらされる行動のいくつかは，身体の緊張が高まっていることが原因で生じます。例えば，落ち着かない，集中力が落ちる，イライラするといったことが身体の緊張とともに生じると，じっとしていられず動き回ってしまったり，周りの人に繰り返し確認をしたり，八つ当たりをしてしまったりするかもしれません。

　その他，不安にならないように翌日の仕事の準備をいつも完璧にしておく，完璧にできないことを悩まずに済むようにあえて仕事を断るなど，心配を減らそうとする行動も生じる可能性があるでしょう。

　さらに，悪い結果を防ぐための行動もあります。これは初めに説明した「心配を防ぐためのもの」と重複する部分も含みます。例えば翌日の仕事の準備を過剰にすることは「間に合わないのではないか」という心配をすることを防ぐだけでなく，「翌日，仕事のことで批判されることが減るだろう」という考えと関係しているかもしれません。同じことが，すべてのことを職場でも家でも時間通りに確実にやり終えるようにする，ということについても言えるでしょう。また，自宅に人が集まるときに，家の中がきれいであるかどうか心配するだけでなく，お客さんから悪い評価を受ける可能性を減らしたいという理由で家中を完璧に整頓するといったことがあるかもしれません。

　これらの行動は再保証を得る，すなわち「安全を確認する」タイプの行動で「すべてOKだ」ということを確かめるためのものです。例えば，仕事中の夫や妻に電話をして相手の安全を確かめて安心したり，家族の外出時に行き先の天気を調べたり，子どもに対して過保護になることなども含まれます。もちろん，これらの安全確認は多くの人にみられる行動ではありますが，不安が強い人は他の人よりも頻繁に行ってしまいます。安全確認をすることで一時的に不安が和らいだとしても，残念なことにまたすぐに心配してしまうのです。

　これらの行動は，一見心配を取り除くために役立つように見えますが，長い目で見ると慢性的な不安の原因となりえます。私たちはあなたがこのプログラムを通じて学び，このような「不安によってもたらされる行動」から離れることができるようなお手伝いをしていきます。

あなたの不安の三要素

　ここまでに不安の3つの構成要素について説明がありましたが，今度はあなた自身が不安なとき，身体的感覚，思考，行動はどうなっているのかを見ていきましょう。思い出してみてください，変化への第一歩はあなた自身が自分の不安への反応の客観的な観察者になることでした。先週記録した「不安の記録」を使って，あなたの最も典型的な身体的感覚，思考，行動をリストに書き出してみましょう。次の例にあるように，不安なとき，シュンスケさんは足のソワソワ感，胃部不快感，筋肉の緊張を感じました。彼の思考はたいてい，仕事でミスをする，仕事を失う，時間通りに仕事が終わらない，将来が不安になる，などでした。行動は，周りの人に対してイライラする，大きな仕事を先延ばしする，何度も仕事の見直しをする，などでした。

　それでは，あなたが将来の出来事や不確かな物事に対して不安なときに最もよく経験する身体の症状，思考，行動を書き出してみましょう。先週の「不安の記録」を使うと便利です。あなたの身体的感覚，思考，行動は，あなたが「不安」だったのか「恐怖」を感じていたのか（「闘争か逃走か反応」だったのか）によって異なります。例えば，あなたは，将来の「不安」を感じたとき，足のソワソワ感や緊張，落ち着かなさを感じる可能性がありますが，「恐怖」を感じたときには動悸や弱々しく失神してしまいそうな感覚に陥るかもしれません。同様に，将来の心配をしているとき，あなたは悪い出来事（クビになるなど）を避けるため懸命に仕事をするという行動をするかもしれません。一方で，とても恐ろしい状況だと感じた場合は，その場を立ち去り逃げるでしょう。最後に，あなたが不安なときの主な思考は，起こりうる将来の出来事を指す傾向があり（「もし○○だったら」と表現されやすい），一方で，あなたが恐怖を感じたときに最も強く思うことは，急な危険を察知したとき（「危険だ！　死んでしまうかもしれない！」と感じる）に当てはまることが多いでしょう。

　さあ，エクササイズとして，あなたが将来の出来事について不安や心配を感じているときに生じる身体的感覚，思考，行動を「不安の三要素」の記録用紙に書き出してみましょう！

◆ 不安の三要素　　シュンスケさんの記入例

主な身体の症状	足のソワソワと緊張
	胃のむかつき
	特に頭と首のあたりの筋肉の緊張
主な思考・イメージ	仕事でミスをする，職を失う
	やるべきことが終わらない
	家族の将来が心配
主な行動	同僚や家族に対してイライラする
	大きな仕事を始めることを先延ばしにする
	自分の仕事を何度も確認する

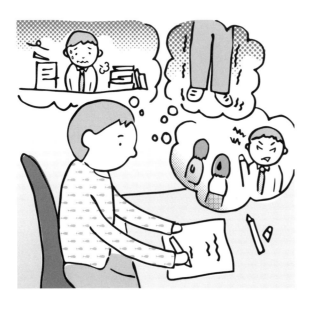

◆ 不安の三要素

主な身体の症状

主な思考・イメージ

主な行動

不安の三要素モデル

　不安の三要素は不安の経験をただ定義づけるだけのものではなく，互いに影響しあって不安を強めたり弱めたりする可能性があります。初めに，不安が強まってしまう循環について検討してみましょう。時に，不安なときの思考は身体の緊張を高まらせ，次にあなたの行動を妨げるでしょう。例えば，家族や友人の安全を心配することで，あなたは仕事に集中できなくなるほど神経が高ぶって落ち着かなくなってしまうことがあるかもしれません。それに続いて，身体の緊張の高まりは，おそらくさらに不安な考えやイメージをもたらすでしょう。ひとつの要素が他の要素をさらに強くする方向に働く，というこのタイプの相互作用は「正の強化」と呼ばれます。正の強化が生じているその他の例としては，仕事で悪い評価を受けることを心配していると筋肉の緊張が高まって集中できなくなり，その結果「クビになるのではないか」とますます不安になるような考えが浮かんでくる，といったものが挙げられます。そのようになってしまうと，さらに全身が緊張し，ひどい倦怠感に襲われ，仕事の新しいプロジェクトを始めるのを先延ばしにしてしまい，もっと「クビになるのでは」という不安が強まり，悪循環が持続します。一つ一つは別々の要素であるはずの思考，行動，身体的感覚ですが，正の強化の循環に陥ると右の図のように互いに影響を及ぼし合い，より大きな不安をもたらしてしまうのです。

　それでは別の例を見てみましょう。

　シュンスケさんは金曜の朝コンピュータープログラミングの仕事をしていましたが，予定されていた彼のホテルの改装工事のことが不安で，心配していました。彼の心配は，同僚の自宅の配管工事に問題があったという話を偶然耳にしてしまうまでは比較的軽いものでした。同僚の話では配管工事の担当者が時間になっても現れず，結果としてキッチンのシンクは詰まったままで，夕方になって担当者が現れるまでそのままだったというのです。シュンスケさんはこの話を聞いて，彼のホテルの改装工事が夕方までに終わらないのではないかと心配し始めました。もしそうなってしまったら大惨事です。なぜなら，ホテルの状態を見て週末のお客さんががっかりするに違いないと思ったから

不安の三要素モデルにおける「正の強化」の循環

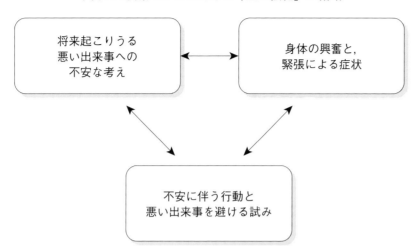

です。心配し続けるにつれて，シュンスケさんは緊張と落ち着かなさを感じ始めました。彼は改修工事の会社に責任を問う電話をしましたが，担当者は不在でした。そのことでシュンスケさんはさらに不安になり，工事現場に作業員がちっとも現れないことが徐々に気になり始めました。彼は仕事に集中しようとしましたが，彼はとても怒っていて，お腹まで痛くなってしまい，改修工事のことを考えるのをやめることがとても難しいことに気づきました。結果として，彼は目に留まる職場の人々のことまで気になるようになってしまいました。周りの皆から，やるべき仕事をしていないと疑われているのではないかと心配になり，これが，仕事をクビになるのではないか，日々の生活費も支払えないくらいひどい状況になるのではないか，という，さらなる心配を引き起こしてしまったのです。

　実際，ほとんどの改修工事は予定通りに進み，仕上げの部分は残っていましたが，週末のお客さんたちはとても満足していたようでした。いつものことですが，シュンスケさんが仕事中に抱いていた大惨事のイメージと，実際の結果は大きく異なっていました。このケースでは，特定の情報が不安な考えやイメージや身体の緊張，安全を確認するための行動などを引き起こし，彼が本来やるべきことができなくなってしまったのです。そして，不安の三要素の間で正の強化が生じ，ネガティブな考えが身体の緊張や行動をもたらし，それがさらにネガティブな思考やその他の症状を誘発したのです。

今度はあなた自身が最近の不安な出来事について記録してみる番です。その出来事はどのような順で起こりましたか？　このような方法であなたの不安を理解することは不安をマネージメントする感覚を得るために役立ちます。つまり，不安が高まる原因とパターンを理解し，そのパターンや一連の出来事の関係や循環を断ち切り，不安をコントロールするということです。次のページの用紙を使って（おそらく同じ内容を「不安の記録」にも記録したかもしれませんが，別のエクササイズとして取り組んでみましょう），最近経験した不安を感じる出来事の一連の思考，行動，身体的感覚を書き出してみましょう。「不安の記録」には，思考，身体的感覚，行動を記載しましたが，この「不安の一連の出来事」の用紙には，ひとつの不安の要素が他の要素に影響を与えた様子を，前述の不安の三要素の「正の強化」の循環を念頭に置いて記録しましょう。

　正の強化が不安を加速的に悪循環させてしまうのと逆に，循環をどんどん減速させることも可能です。不必要な不安を減らすため，悪循環を断ち切ることを学び，不安の三要素モデルの循環をよりゆっくりにしていくことがこのプログラムの基本のアプローチです。シュンスケさんの例に戻ってみましょう（p.48）。彼は最初に改修工事のことを心配し始めたとき，身体の緊張を感じました。もし彼がこの時点で改修工事はほとんど完成に近いと知り安心できていたら，または完成しなくても「この世の終わりだ」と思うほどのことではない，とわかっていたら，まったく別の感情を抱いていたでしょう。きっと不安が高まるのではなく，リラックスして，仕事に集中することができたでしょう。そして，クビになるのではないかという心配はまったく起こらずに済んだのではないでしょうか。

◆ 不安の一連の出来事

🏠 ホームワーク　　　　　　　　　　　　　　　　　Homework

- この次の週は，どのようにあなたの不安なときの思考やイメージが身体の症状を悪化させるか，不安によって引き起こされた行動に影響を与えるか，そしてさらなる不安を生んでいるのかに特に注目してみましょう。
- 「不安の記録」に記載したすべての出来事に対して，不安の要素が互いに正の強化を与え合っている部分を見つけてみましょう。
- この章を何度も読み返して，あなたが「不安の三要素」について十分に理解できていることを確認しましょう。
- 「不安の記録」と「毎日の気分の記録」を継続しましょう。

✅ セルフチェック　　　　　　　　　　　　　　　　Self check

次の質問に○または×で答えましょう。回答は，付録のページにあります。

_____ 1. 行動，身体，思考の「不安の三要素」は互いに「正の強化」の循環の中で影響を与え合っている。
_____ 2. 心配することは，副交感神経の活動が鈍ることに多くの原因があり，恐怖は交感神経の高ぶりのピークと関連がある。
_____ 3. 不安は異常な現象であり，すべて取り去るべきである。
_____ 4. 不安と心配は，物事をやり遂げる力を阻害する。
_____ 5. 不安と心配は，これから起こる危険や挑戦することに向けて，心と身体を準備するように仕向ける。

第4章 GADをもう少し詳しく知る

> **目標**
> - これまでの記録を見直し,「プログレス・ノート」に情報を追記する
> - 過剰な不安が生じる原因を学ぶ
> - 記録を継続する
> - セルフチェックを行う

記録の見直し

　あなたは先週「不安の記録」と「毎日の気分の記録」を書き続けることができましたか？　これまでに説明のあった方法で不安をモニタリングすることは,このプログラムを成功させるためにとても重要であることを思い出しましょう。繰り返しになりますが,これはあなたが不安への反応を客観的に理解し,不安になるきっかけ(言い換えると,あなたが不安になるときに最も典型的にみられる身体の症状・思考・行動と,あなたの不安を増長させる「正の強化」の循環)を十分に理解するための助けとなります。第2章で触れたように,ゼリーの真ん中で溺れるのではなく外側に立てるようになるということは,とても大切です。もしあなたが記録を続けていなかったとしたら,プログラムを進める前に数日間記録をし,前の章を読み返すことをお勧めします。

　もしもあなたが記録を継続することができていたのなら,それは素晴らしいことです。不安になった出来事の数と,不安の最大値を平均したものを「プログレス・ノート」に記載し,そこに何らかのパターンが見出せないかを検討してみましょう。不安のきっかけとなる典型的な出来事は何でしょうか？　不安なときの最も典型的な思考や行

動はどんなものですか？　例えば，完全主義，ミスへの恐れ，自分だけでなく大切な人のことについてまでも責任を感じるなど，不安なときの思考に何か共通点があることに気づきましたか？　第3章に書かれていた隠れた信念（完全主義，責任感，可制御感，心配することについての悪いイメージ）のうち，どれが最もあなたの不安と関係がありましたか？　あなたは一連の出来事，または不安の三要素の間の「正の強化」の影響を見つけましたか？　不安なときの思考が，さらに不安を生むような行動を引き起こしたり身体の緊張を高めたりすることや，それがまた次の不安な思考をもたらすことに気がつきましたか？　または，身体が緊張している状態で目覚め，その影響でその日一日に起こる可能性のある悪い出来事に対して警戒して過ごすようなことがありましたか？　特に不安になっているわけでもないのに，身体が緊張していることはありますか？　その逆は？　自分自身にこれらのことを問い続けると，不安の反応の性質を客観的かつ十分に理解するのに役立ちます。

なぜ不安は必要以上に大きくなってしまうのでしょうか？

　ここでは2つの疑問について取り組んでいきましょう。まず，どのようにして過剰な不安や心配は生じるのか，または，なぜ自分は「心配性」になってしまったのかを，次に，何がその過剰な心配を持続させてしまうのか，または，なぜこの不安をコントロールするのが難しいのかを考えていきましょう。

過剰な不安や心配の原因

　過剰な不安や心配の根本的な原因を理解することは，治療の効果を得るためにどうしても必要というわけではありませんが，役に立ちます。原因を十分に理解することが必須ではないという理由は，問題を引き起こす要素が問題を持続させてしまう要素と必ずしも一緒であるとは限らないからです。

　不安になってしまう原因を発見することは難しい課題であり，多くの科学者らがその課題の研究に注力しています。我々はまだすべての答えを得ているわけではありませんが，GADは特定の生物学的・化学的な機能不全が原因ではないということが研究でわかっています。ですが，第2章で述べられているように，不安が存在している状態にお

いては生物学的・生理学的・科学的な要素も大きく寄与しています。では，一体，何がGAD の原因なのでしょうか？

　生物学的な要素が不安に影響を与えるという証拠が確認されています。また不安や興奮しやすさ，緊張を感じることについての遺伝的な要素を証明した研究がありますが，これは GAD が遺伝的なものであるという意味ではありません。「イライラしやすい」「神経質である」「興奮しやすい」と表現されるような物事への過敏さや感情的になりやすさといった傾向が遺伝的な要素による可能性があるというものです。このような過敏さは常に不快なものばかりというわけではありません。例えば，結婚式やスポーツ観戦で感情的になってしまう傾向がある人は，実際，その感情の振れ幅をもってその出来事をより楽しんでいるとも言えるでしょう。つまり，不安の問題を抱えている方が，必ずしも良いことに対しても悪いことに対しても過敏さを持っている，または感情的になりやすい，というわけではないのです。しかし「必要以上に神経質である」というのは，不安障害（不安症）と関係がある要素のひとつと言えるでしょう。

　では，どのような「学習」をしたことが不安に影響を与えているのでしょうか？　1つ目には，世の中を危険で恐ろしい場所であると捉えるようになってしまうような「学習」が挙げられます。このような世の中に対する見方や，完璧主義や責任感，可制御感（心配を自分でやめられなくてはならないという考え――これらがさらに事態を難しくしてしまいます）などの信念は，不安と関連があるかもしれません。このように，「恐怖が絶えずつきまとう」という解釈をしているとしたら，すべてのことを完璧にしようと試みてしまうのは道理にかなっていると言えるでしょう。また，悪い出来事が起こるのを防ぐため（悪い出来事を予知しているのに防ごうとしなかったら，自分を責めてしまうでしょう），そしてコントロール下におくため，できることをすべて行うべきだと感じるのも，もしくは危険なことが本当に起こっても準備ができているように，または危険を防ぐために心配し警戒するということも，当然の行動と言えるでしょう。一体，私たちはどのようにしてこのようなものを身につけてしまったのでしょうか？　すべての人に当てはまることですが，私たちはとても幼い頃，予期せぬ，時に挑戦的でストレスフルな出来事に直面したときに，それに対処するための感覚を養うようです。幼い頃の健康的な発達によって，挑戦すべきことや悪い出来事に直面したとしても，うまく対処しコントロールできるという感覚を持つことができるようになります。もし私たちが幼い頃，不運にも不快な出来事を立て続けに経験してしまったり，身の周りに潜む危険

に対し継続的に警告を受け続けるようなことがあった場合には，世の中を危険な場所だと捉えるようになってしまったり，起こりうる最悪の結果が常に頭から離れなくなってしまったりするかもしれません。

　ですが，このような世の中の見方は，それ自体，GADを引き起こすものではないということを覚えておいてください。それらはただ，不安を引き起こすきっかけとなりうるだけです。別の視点から生物学的・心理学的な要素を用いて不安の問題の原因を説明したいと思います。

　不安の問題に影響する学習された体験としてのもうひとつの特徴に，特定の時期に生じ，不安の問題を増強させるストレッサーや特定の出来事が挙げられます。治療を求めてくる患者さんは，自分は他の人よりも，いつも，「ちょっと用心深かっただけだ」と話すことが多いです。実際，必要以上に準備することでより生産的に，またはより効果的に活動できたことが多かったのです。しかし，卒業や結婚，出産，昇進，親の死，といったライフイベントや，またはその他の良い出来事，悪い出来事を経験するとき，不安が高まりすぎて問題になることがあります。不安があまりにも高まりすぎると，生産的なものではなく，生活を妨げてしまうのです。

　このように，異なるいくつかの要素が複雑に影響しあい，過剰な不安を生み出してしまう原因を理解することは可能です。右の図はそれらの要素を示しています。不安の原因や本質を十分に説明している資料として，*Anxiety and Its Disorders: The Nature and Treatment of Anxiety and Panic,* by David H. Barlow（New York: Guilford Press, 2002）を読んでみるのもよいかもしれません。

　他の人よりも情緒的で神経質になりやすく，ライフイベントに対して強く反応してしまう傾向があるからといって病気ではないということを理解するのはとても大切です。このことは，不安の問題がこれまで述べたような様々な要素（遺伝的なもの，生理学的なもの，世の中に対する見方，特定のきっかけ）が影響しあって生じているのかどうかにかかわらず，重要なことです。また，不安になりやすいことは必ずしも何らかの精神疾患の影響によるというものばかりではありません。むしろ，時が経つにつれ身についてしまった（学習）あなたの反応の特徴（癖のようなもの）と言えます。世の中が危険で恐ろしいものであるという感覚，責任感，完全主義や可制御性のために努力してしまう癖は，すべて変えていくことができる「あなたの反応」なのです。

不安を引き起こす要素の相互作用

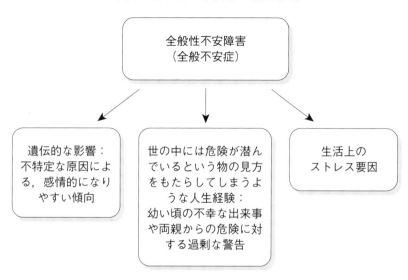

　不安や心配はそもそも，起こりうる危険や恐ろしい出来事から身を守る準備という機能を持った正常な心の状態であることを思い出しましょう。この準備の間，私たちは身体が緊張し，問題を解決しようとするために様々なことを考えます。この過程は私たちが生き残っていくために大切なことなのです。心配が異常なものになってしまうのは，現実には危険や恐ろしい出来事が起こっていない場合，不安の程度が過剰になっている場合，心配することをやめられない場合などのように，間違った形で生じているからなのです。

不安を持続させる要素

　不安が一度高まってしまうと，緊張や，不安なときの思考やイメージ，不安によってもたらされた行動が問題を持続させてしまいます。不安が高まった状態では，あなたの身体は対応する準備をし，緊張が高まった状態になります。たとえその対処が失敗に終わったとしても，悪い出来事を防いだり被害を最小限に抑えたりするためだけの対症療法的なものになってしまったとしても，あなたの心は危険に備えて問題を解決するために努力しようとしている（もし，……が起こったら……と考える）のだということを思い出して注意深くなりすぎないことが大切です。心配すること，身体の緊張，注意深い

行動の組み合わせは，長期的に見ると不安を持続させる可能性があります。第3章で述べたように，不安なときの思考と行動，身体の緊張の高まりは正の強化によりそれぞれに影響しあい，さらなる不安を生み出します。これらは長期的な不安をもたらし，持続させてしまいます。例えば，ミーティングという期限に合わせてすべてのことをうまく用意しておきたいと思うことは，あなたがすべてのことを時間内に終わらせるためのモチベーションになるかもしれませんが，それによって「何か失敗をするかもしれない」という考えが常に頭の片隅に居座ってしまうことも事実です。こういった不安による考えが増えていきバランスの良い思考よりも大きな存在になってしまうと，目下取り組んでいることに対するあなたの集中力を妨げる可能性があります。そして，期限の決められた仕事に注力できなくなり，仕事をやり遂げるための自信を失ったり，不安がさらに長期的なものになったりするという悪影響をもたらしてしまうのです。

　また，緊張が高まると効果的な問題解決ができなくなり，最悪の状況ばかり考えるようになってしまうことがあります。悪い出来事が起こる確率はかなり低いのにもかかわらず，問題を解決するどころか，今にも起こりそうだと思ってしまうのです。その上，あなたは「失敗に終わるかもしれない」と思うことで，本来は対処可能なことなのにそのチャンスを逃してしまうかもしれません。ともすれば，現実的な解決策を考え検討する十分な時間を持つことすらできなくなってしまう可能性もあるでしょう。

　不安が長期的に持続するもうひとつの原因は，第3章で述べた隠れた信念です。これらの信念は，心配やそれによる行動を，さらに心配を持続させる方向に駆り立ててしまいます。これらの中には，完全主義や失敗をしてはいけないという考え，または失敗は能力の低さを示すものだという考え，責任感あるいは悪い出来事が起こる可能性を考えないのは無責任だという考え，可制御感または悪い出来事はあらかじめ心配しておくことで防げるという考え，その他，過剰な不安により調子を崩すかもしれないという心配から，不安を減らすために（気を紛らわそうと）行動し，結果的にそれが不安を持続させてしまうこと，などが含まれます。このような行動はかえって不安を高めてしまいます。例を挙げると，「白い象*のことを考えないようにしよう」と思うということは，

---

*訳者注：原著では，"Don't think about a white elephant, or else I'll put the trigger." となっていますが，この "white elephant" とは動物を含んだ英語の慣用表現で，「やっかいなもの」という意味です。その昔，タイの国王は気にくわない部下に対して白い象を贈ったという話があります。象は，飼育にお金がかかりますが，タイでは白い象は神聖なものでぞんざいに扱うことができないためずっと飼い続けるしかなく，そのうち贈られた方は身を滅ぼしてしまうからです。このため，"white elephant" という表現は，「やっかいなもの」という意味で使われています。

逆説的ではありますが，余計に白い象のことを考えてしまっているということなのです（これはたとえなので，内容は白い象でなくてもかまいません）。つまり，不安に抵抗するということは，より不安を高めてしまう原因になりえます。そうではなく，不安に抵抗するのをやめ，心配することをやめて適切な代替策と置き換えるのは，解決に向けてより効果的に挑戦する方法だと言えます。不安を最小限にするために何かをして不安な考えを取り除こうとする（例えば翌日に備えて夜遅くまで仕事をする）のではなく，最悪のシナリオが起こる根拠を考え，対処するための代替案を生み出し，不安に対して真正面から取り組む方がより良い方法であると言えるでしょう。それらの方法については，第6章で詳しく説明していきます。

　緊張や不安は，すべての人に起こる可能性のある悪い出来事を，さらなる不安の根拠として解釈してしまったときに持続します。もともと心配性な人が，実際に悪い出来事に直面したときに，悪い出来事が一度起こったら将来にもそのようなことが起こり，心配しておけばそれらが起こる可能性を少なくできるかもしれないと考えることで（責任感と可制御感については第3章に記載があります），かえってとても強い不安を感じてしまうのです（例：「上司に叱責されたことで，またそのようなことが起こるのではないかと考えてしまうけれど，そのように考えておけば起こるのを防ぐことができるかもしれないとも思うのです」）。心配することは時に問題解決に効果的な行動をもたらしてくれ，悪い出来事を防ぐこともありますが（例えば，試験の前の不安は勉強への意欲を高め，より良い結果をもたらすことがあります），心配することがそれぞれの悪い出来事を防ぐという考えは間違っています。試してみましょう。あなたが交通事故を心配することで，あなたの近所で起こる交通事故の数を減らすことができるでしょうか？　言い換えると，心配するという行動は，それぞれの悪い出来事が起こることに対して少ししか影響を与えません。自分の乗っている飛行機が落ちるかもしれないと考えることは飛行機が落下する可能性にほとんど影響を与えないのと同様に，他県に住んでいるあなたのお子さんの安全を心配することは，お子さんが負傷したり害を被ったりする可能性にほとんど影響を与えることはないでしょう。

　最近の科学的な知見によると，GADにおいてみられる心配を常に持続させてしまう根本的な原因は，心配しているだけでは何の問題も解決されず，物事がどんどん悪い方向に向かってしまうことだと言われています。もしも私たちが心を取り乱した状態になったり，強烈な不安に襲われたり，悪いことが確実に起こるという考えに陥っていた

ら，そのような考えの背景に存在する何らかの感覚やイメージに客観的に目を向けることができなくなっていると言えるでしょう。言い換えると，起こりうる問題についてあまりにも考えすぎてしまうと，生産的な方法を用いてネガティブな感情から離れる余裕がなくなってしまうということです。考えすぎると，感情で頭がいっぱいになってしまうためです。一方で，感情や感覚をめいっぱいまで感じるということは，結局のところ，それらを減らしていくためのたったひとつの方法だとも言えます。心が穏やかでなくなるほど心配してしまうということは，問題を根本的に解決することを邪魔してしまいます。不安がどんどん大きくなる過程は，私たちの望みとは反対に，私たちを実際の問題に対処することから遠ざけてしまいます。私たちは実際の感覚に目を向け，対峙（たいじ）することが一番の解決策であると知っているのにもかかわらず，それを避け，心配し続けてしまうのです。このプログラムで，あなたの不安の背景にあるイメージや感情を十分に理解し，より効果的に対処する方法を習得しましょう。

　これらの要素（右図）は不安や緊張を持続させます。しかし，それらはすべて，変えていくことができるのです。

　これまでに，私たちは（1）身体の症状，行動，思考の三要素または反応の相互作用によって，不安の出来事が強化されてしまうこと，（2）不安が始まる原因，（3）過剰な不安や心配を持続させる要素について，学んできました。

過剰な不安や心配の影響

　多少の不安は良い影響をもたらすこともありますが，過剰な不安は短期的には問題にならなくても，例えば何年も長く続けば悪影響をもたらす可能性が高まります。いくら大きな不安でも，不安そのものがあなたを狂わせることはありませんが，不安に伴う長い間のイライラは睡眠を妨げ，疲れを感じさせ，集中力の低下や落ち着かなさなどをもたらすでしょう。これらの症状は危険なものではないにせよ，あなたやあなたの周りの人の生活を不快なものにしてしまいます。またこれらはあなたの行動力や生産性も低下させてしまうでしょう。まさにこれが過剰な不安をコントロールする方法を習得することが重要な理由なのです。

過剰な不安や心配を持続させてしまう要素

```
[正の強化のもたらす        ]  ⇔  [不十分な        ]
[長期的な不安              ]      [問題解決能力    ]
            ↑                          ↑
            │    [感じることを避けるために]  │
            └────[心配をしてしまうこと    ]──┘
                     ↙            ↘
[完全主義，責任感，         ]  ⇔  [悪い出来事に対する]
[可制御感，過剰な心配       ]      [大げさな反応    ]
[そのものの持つ危険性      ]
```

このプログラムの根本的な原理：
どのようにして不安になることを減らす方法を習得するのか

　このプログラムはあなたの不安が過剰なものや慢性的なものにならないようにするためのものです。すべての不安を取り去るのではなく不安が適切な役割を果たせるようにするために，これまでに身につけてしまった不安への反応のスタイルを変化させる方法を習います。要するに，このプログラムを通じて，新しい物事の考え方，行動の仕方，身体の反応を学ぶということです。このプログラムは不安の三要素モデルの行動，身体の反応，思考，それぞれの要素を対象とします。あなたはこれから，自分の発言や物事を悪い方向に予測することの影響，特に自分の不安をコントロールする方法について学びます。加えて，身体の症状を軽減させる方法も習うでしょう。そして，不安の背景にある恐ろしい感情と対峙する方法や，悪い結果になることを恐れてこれまで避けてきた課題に取り組む方法を習得します。これらの課題はあなたのネガティブな予測や誤認によるものであることを証明するために作られており，あなたが行動を変えるために役立つでしょう。

まずは，身体の症状のコントロール法から始めましょう。身体をリラックスさせる方法は日課にすることができるからです。毎日，リラックスのための時間を設けることはとても重要です。あなたはこれから多くの人に効果が証明された「漸進的筋弛緩法：順番に筋肉をリラックスさせる方法」を学びます。リラックスするテクニックを学ぶことは，不安を持続させる原因である身体の緊張を和らげるだけでなく，不安な出来事の途中で「正の強化」の循環を断ち切るためにも役立ちます。

　次に，私たちは感情や行動に影響を与えるあなた自身の発言や悪い予測に着目します。現在，とても強力に，かつ気づかないうちにあなたに影響を与えてしまっている悪い予測をする癖を減らす方法を学び，その代わりに，同様に強力でありながら良い影響をもたらすであろう，現実的な予測をする方法を得ることでしょう。次に，不安の背景にある破滅的な感情やイメージを明確にし，うまく構成された一連のエクササイズを通じて，これらの感情やイメージを徐々に減らせるような手助けをしていきます。

　最後に，あなたは現実に悪い出来事が起こってしまったときに役立つ，効果的な問題解決方法を学びます。このやり方で，あなたはネガティブな思考を追い払うことができるようになるでしょう。なぜなら，あなたはそれが根拠のないものだということを理解することができるようになるからです。

🏠 ホームワーク　　　　　　　　　　　　　　　　　　　　　Homework

- この先のページで実際のスキルを学び始める前に，これまでに与えられた情報のすべてをしっかりと理解しましょう。
- この章やそれ以前の章を何度か読み返してみましょう。
- 「不安の記録」と「毎日の気分の記録」の用紙を用いて記録を継続しましょう。
- これまでの内容や治療プログラムについて十分に理解したと感じることができたら，次の章に進みましょう。

✓ セルフチェック　　Self check

次の質問に○または×で答えましょう。回答は，付録のページにあります。

____ 1. 人は皆，GADを持って生まれるものであり，治療は彼らがその状態を受け入れるために役立つものである。

____ 2. 感情の過敏さは，物事に反応しやすい人がいるという意味であって，必ずしも不安障害（不安症）が発症する原因として必須の条件というわけではない。

____ 3. 生物学的，生理学的な過程は不安を感じる経験の一部ではあるが，特定の生物学的な機能不全がGADを引き起こすという根拠はない。

____ 4. 不安を減らす方法を学ぶことは，責任を負うことが減るということである。

____ 5. 不安であるということは，常に高いレベルの過剰な不安を感じているということと同じである。

____ 6. 長期にわたって大きな不安を抱えていると何らかの身体的問題が生じる可能性があるが，不安に思っている出来事が急な害を引き起こすことは稀である。

第5章 リラックスするための方法

> **目標**
> - これまでの記録を見直し,「プログレス・ノート」に情報を追加する
> - 「漸進的筋弛緩法(progressive muscle relaxation:PMR):順番に筋肉をリラックスさせる方法」を学ぶ
> - 一週間ごとに「リラクゼーションの記録」用紙に記入する
> - その他の記録を継続する
> - セルフチェックを行う

記録の見直し

　この章の内容に取り掛かる前に「不安の記録」と「毎日の気分の記録」を見直しましょう。もしあなたが書き続けることをやめてしまっていたら,思考や行動,身体の症状をモニタリングすることがこのプログラムにとってとても重要であることを思い出しましょう。これらの記録無しでは,あなたの不安への反応を評価できませんし,不安をコントロールする方法をあなたの特定の状況に対応させることもできません。ですから,記録を継続することは本当にあなたのために役立つことなのです。加えて,これまでの章に出てきたすべての内容を十分に習得するまでは,取り組みをやめないことをお勧めします。もし疑問があればもう一度その部分を読み返してもよいですし,メンタルヘルスの専門家に説明してもらってもよいでしょう。このプログラムには新しい考え方がたくさん出てきますので,エクササイズやホームワークなどのすべての取り組みについて,それを行う理由を十分に理解しておくことが重要です。

これまでの記録から，どのようなことに気づきましたか？　特に，あなたの不安にみられる特定のテーマや，思考，身体の症状，行動の三要素間の正の強化の循環についてはいかがでしたか？　不安の出来事の数と，最大の不安の点数を平均したものを「プログレス・ノート」に記載してみましょう。もし不安の点数の平均値が変化していなくても，心配しないでください。あなたはまだ学んでいる段階なのです。プログラムは，この章から応用編に入っていきます。

漸進的筋弛緩法（PMR）：順番に筋肉をリラックスさせる方法

　これまでの章で，身体の緊張は不安や心配に影響を与え，また不安や心配も身体の緊張に影響を与えると説明がありました。これらの理由で，身体をリラックスさせることは不安や心配の循環を断ち切るひとつの道だと言えます。

　リラックスする方法はたくさんあります。静かに座って音楽を聴く人もいますし，ヨガやその他の瞑想などの方法を練習する人もいます。私たちが発見したとても効果的な方法は「漸進的筋弛緩法（PMR）：順番に筋肉をリラックスさせる方法」と呼ばれています。

　この方法は2つの要素から成ります。ひとつは身体のリラクゼーション，もうひとつは心のリラクゼーションです。身体のリラクゼーションは筋肉を緊張させたりリラックスさせたりする一連のエクササイズを通じて習得します。まず16個の異なる筋肉のグループから始め，8個のグループへ，そして4個のグループへと減らし，最終的には1つのステップでリラックスできるように練習していきます。心のリラクゼーションは上記のエクササイズをする中で経験する感覚に対し，意識的にあなたの注意を集中させることで習得していきます。

　最初のうちは，この方法を行うのに30分かかります。前述のように，対象とする筋肉のグループが減っていくにつれ，かかる時間は短くなります。ゆくゆくの目標は1つのステップでリラックスできるようになることです。しかし，他の新しい行動の変化を伴う方法と同様に，リラックスすることも練習を要する重要なスキルです。つまり，ワンステップでリラックスできるようになるためには，時間と努力が必要です。

　ワンステップでリラックスできるようになると，緊張し始めたときにすぐその不安を断ち切ることができるというメリットが得られます。一方で，全身の広範囲に及ぶ筋肉

をリラックスさせる30分のバージョンは，一日のうちに溜まった全身の緊張を和らげるのにとても効果的な方法です。ですから，これからリラクゼーションのための時間を短縮させる方法やその応用法を学びますが，引き続き長いバージョンを練習し続けることにも価値があることを覚えておきましょう。

　前の章で述べたように，高いレベルの身体の緊張とネガティブな思考は不安や心配を持続させてしまいます。身体の緊張を和らげる方法を学ぶことで，不安をコントロールしやすくなります。ぜひリラクゼーション法をあなたの日課のひとつにしてください。はじめは「リラックスする時間がない。やり終えなくてはならないことがたくさんありすぎる！」という反応をしてしまうかもしれません。このような「時間がない」という感覚はあなたの不安をただ強めるだけのものです。スケジュールを変え，リラックスするための時間を設けることは身体の緊張を和らげるのみではなく，「やり終えなくてはならない」と思ってしまっているほとんどの物事は後回しにすることが可能であるという，あなたにとって非常に重要なことを教えてくれるでしょう。

　それでは，方法そのものについて検討していきましょう。ところで，もし，あなたが既に何らかのリラクゼーション法を用いており，それがあなたにとって有効であると思うのであれば，ここで説明する方法を学ぶことは必須ではありません。それでも，この本のリラクゼーションの部分をひととおり読み，すべての考え方，原理に合う方法で行えているかどうかを確認するのは良いことです。また，過去に別のリラクゼーション法を試して効果が得られなかったことがあっても「今回も効果がないだろう」と思わないでください。まだあなたが気づいていない，うまくいかなかった理由がたくさんあるのかもしれませんし，この新しい方法は練習によって正しく身につけることができるからです。

　はじめに，エクササイズは筋肉を緊張させ，続いて緊張を解く，あるいはリラックスさせるという内容を伴います。緊張させることには2つの目的があります。まず1つ目は，緊張 - リラクゼーションというものは"振り子"のように働きます。：緊張させればさせるほど同じ振れ幅でその反対方向に持っていくことができるのです。つまり，一度緊張させるという段階を経ることで，リラックスした状態になりやすくなることを利用するのです。2つ目に，緊張させるエクササイズをすると，リラックスした状態との大きな差をもたらすことになり，緊張とリラックスの2つの状態の違いをとてもはっきりと識別することができるようになります。時に，私たちが気づかないところで緊張が

徐々に生じていることがあります。ここで緊張が高まり始める最初のサインをつかむことを学び，不安や緊張が高まってしまう前に，早い段階からリラクゼーションを手段として使うことができるようになるとよいでしょう。

　エクササイズのうち，緊張させるタイプの方法は痛みを伴うことを意図したものではありません。実際，あなたが何らかの原因で慢性的な痛みを身体のどこかに感じているとしたら，その部分は筋肉の緊張をさせることを避け，その部分に関しては，リラックスさせる練習だけを行います。痛みのある部分を緊張させるのはやめましょう。

　この方法はあなたに異なる筋肉のグループを順番に緊張させたり，リラックスさせたりするものです。まず腕からスタートし，足，腹部，胸部，肩，首，顔，と移動します。エクササイズの"緊張"の部分では，特定の筋肉のグループだけを緊張させ，その他はリラックスさせておきます。もちろん，多少重なってしまうことは避けられないかもしれません。例えば上腕を緊張させているときに前腕を緊張させないことは難しいでしょう。しかし，いくつかの体の部分においては，一部を緊張させている間，他の部分をリラックスさせることは簡単です。例えば，あなたの腕を緊張させている間，顔と足をリラックスさせるのは簡単なことでしょう。

　エクササイズ中は，異なる筋肉のグループを緊張させたりリラックスさせたりすることで生まれる感覚に集中しましょう。「腕の感覚はどうだろうか，緊張や圧迫感を感じてみよう，緊張を解いたときの温かさを感じてみよう」と自分に繰り返し言い聞かせると，感覚を集中させることができます。他の考え，特に不安になるような考えが頭に浮かぶかもしれません。もしそうだとしても，あわてたり，それらの考えを取り除こうとしたりしないようにしましょう。注意をエクササイズに向け直し，不安な考えを問題として取り上げないことを学ぶのです。つまり，たとえ不安な考えがまだあったとしても，すべての意識をそこに向けないということ，その代わりに身体のリラックスに対して多くの意識を向けるということです。それは，あなたが自分自身に「不安な思考は重要なことではなく，自分は不安に操られているわけではない」と理解させる，という意味を持ちます。

　どの新しいスキルを学ぶ場合にも，邪魔をされないような環境で，リラックスするために特別に時間を設けて練習をし始めるとよいでしょう。どのような場所においても，緊張を感じたときにはリラックスできる戦術を使えるようになるために，後ほどもう少し気が散ってしまうような環境で練習をするように指示があります。しかし，今の時点

では，気が散らないような静かな場所を見つけて取り組みましょう。子育て中の方は，子どもが寝ているときや学校に行っているとき，または誰かがお世話をしてくれている間にエクササイズをしましょう。大きな背もたれのある，あなたの首を支えてくれるような心地良い椅子が理想的です。しかし，眠ってしまわなければ，ベッドに横になるのでもかまいません。ゆったりとした服を着て，靴やベルトは外して，足や腕を組むのをやめましょう。眼鏡やコンタクトレンズをしている方は，エクササイズをする前に外すとよいかもしれません。

　この後説明するエクササイズを，今日から一週間，毎日1日2回練習しましょう。はじめは1日2回，それぞれ30分です。リラックスする方法を習得するには，これはとても大切なことです。はじめは大きな変化を期待しないでください。練習を継続することで，あなたは徐々にリラックス法の効果を感じることができるようになるでしょう。

　次の指示を注意深く読んでください。もし可能なら，これらを読んで録音し，準備が整ったらその録音を再生しながら練習するとより効果的です。

リラクゼーション法（PMRの手順）

目を閉じて心地良い姿勢を取り，数秒間静かに座り，ゆっくり深呼吸をしましょう。

1. 握りこぶしを作って，手首をぐいっと曲げ，前腕の筋肉を緊張させてみましょう。もし爪が長いのでしたら，握りこぶしを作るときに指を手のひらに押しつけましょう。前腕，手首，手のひら，指，指の関節の緊張を感じてください。それらの緊張に意識を払います。引っ張られる感じ，不快な感じ，ぎゅうぎゅうした感じなどに意識を向けましょう。緊張した状態を10秒間保ちます。そして，緊張を解き，手のひらをだらんと下に向けて，椅子やベッドの上で腕や手をリラックスさせます。今度は腕や手のリラックスした感じに意識を集中させ，緊張が解けていくのを感じましょう。20秒間筋肉をリラックスさせ，リラックスするのに合わせて腹式呼吸をゆっくりとスムーズに行います。息を吐くたびに，「リラックス」の言葉を思い浮かべましょう。

2. それでは，上腕を背中の内側に向かって，反対側の腰の方へと動かし，筋肉を緊張させましょう。腕の後ろ側の緊張と，それが肩や背中に広がるのを感じてくだ

さい。筋肉の緊張している感覚に意識を集中させましょう。その状態を 10 秒間保ちます。そして，腕を自由にし，リラックスさせます。上腕に意識を向け，緊張していたときとの違いを感じます。あなたの腕は重く，温かく，リラックスしているのを感じられるでしょう。リラックスさせるのに合わせて（20 秒間），腹式呼吸をゆっくりとスムーズに行います。息を吐くたびに，「リラックス」の言葉を思い浮かべましょう。

3. それでは，くるぶしより下，つま先をあなたの上半身に向けて引っ張るようにして，足の下半分を緊張させましょう。緊張がくるぶしより下，くるぶし（足関節），向こうずね（脛骨），ふくらはぎに広がっていくのを感じましょう。足の後ろ側，くるぶしより下，足の裏，つま先のあたりに緊張が広がっていくことに意識を集中させましょう。10 秒間，それらの部分に意識を集中させましょう。そして，緊張を解きます。足をリラックスさせ，椅子やベッドの上にゆったりさせます。筋肉が緊張していたときとの違いを感じましょう。緊張から解放された感じ，心地良い感覚，リラックスしたときに足が少し温かくなり重たくなるのを感じましょう（約 20 秒）。ゆっくり，スムーズに呼吸をし，息を吐くたびに「リラックス」の言葉を思い浮かべましょう。

4. それでは，両膝をくっつけた状態で足を持ち上げ，足の上半分の筋肉を緊張させましょう。足の上半分がぎゅっとなる感じに集中してください。おしりの下の方が引っ張られ，足の筋肉が緊張しているのを感じましょう。10 秒間，それらの部分に意識を集中させます。それから，緊張を解いてください。リラックスする感覚に意識を集中させます。リラックスしたときに心地良くなる感じに注目して，緊張していたときとの違いを感じましょう（約 20 秒）。そして，ゆっくりとスムーズに息を吐き，「リラックス」の言葉を思い浮かべましょう。

5. それでは，お腹を思い切り引っこめて，お腹の筋肉を緊張させましょう。緊張を感じてください。ぎゅっとなる感覚を感じながら，10 秒ほど，お腹に意識を集中させます。それでは，お腹をリラックスさせましょう。お腹の周りの温かな感覚を感じましょう。20 秒ほどリラックスしたときの心地良さを感じ，息を吐く

ときに「リラックス」の言葉を思い浮かべましょう。

6. それでは，深呼吸をして息を止め，胸の周りの筋肉を緊張させましょう。あなたの胸部は広がり，周囲の筋肉は引き伸ばされています。胸部や背中の緊張を感じましょう。10秒ほど息を止め，その後ゆっくりと空気を逃し，空気の流れをスムーズにゆるやかにしていき，普通の呼吸に戻しましょう。リラックスしたときと緊張していたときの違いを感じ取り，「リラックス」の言葉を思い浮かべましょう。

7. 次に，あなたの肩が太いひもで耳の方向に引っ張られることを想像してください。肩の周りの緊張と，それが背中の方や首の方，頭の後ろに広がる様子を感じてください。それらの身体の部分に意識を集中させましょう。10秒間，首や肩の感覚に集中します。そして，肩をストンと落としてみましょう。リラックスして，肩ができるだけ下がるようにしてみてください。20秒ほどその感覚を味わい，ゆっくりとスムーズに息を吐いて，「リラックス」という言葉を思い浮かべましょう。

8. それでは，首の後ろ側を椅子やベッドから持ち上げ，顎を胸の方に引いて，首の周りの筋肉を緊張させましょう。首の後ろ側から頭の後ろ側に緊張が広がっていくのを感じ，10秒間それに意識を集中させましょう。それから，緊張を解き，頭を椅子やベッドで心地良く休めましょう。20秒間，リラックスし，緊張していたときとの違いを感じましょう。ゆっくりとスムーズに息を吐いて，「リラックス」の言葉を思い浮かべましょう。

9. 次に，歯を食いしばって口の周り，顎，喉を緊張させ，笑顔を作り，10秒間，口角を後ろ側に持っていくよう意識しましょう。緊張する感じやその感覚に集中しましょう。そして，緊張を解き，口をあけて喉や顎の周りの筋肉をリラックスさせましょう。20秒間，それらの身体の部分の感覚に集中します。ゆっくりとスムーズに息を吐いて，「リラックス」の言葉を思い浮かべましょう。

10. それでは，数秒間，目をぎゅっと閉じて，目の周りの筋肉を緊張させ，その後緊張を解きましょう。目の周りの緊張が少しずつほぐれていきます。20秒間，緊張していたときと解放されたときの違いを感じましょう。ゆっくりとスムーズに息を吐いて，「リラックス」の言葉を思い浮かべましょう。

11. それでは，眉間（みけん）にしわを寄せ，眉毛を下の方に下げて，額（おでこ）の下のあたりを緊張させてみましょう。おでこや頭の上のあたりの緊張を感じ，10秒間その緊張に意識を集中させ，その後，眉間のしわがなくなるようにリラックスさせましょう。20秒間，緊張していたときと解放されたときの違いを感じましょう。ゆっくりとスムーズに息を吐くたびに，「リラックス」の言葉を思い浮かべましょう。

12. 次は，眉毛をできるだけ高く上げ，おでこの上のあたりを緊張させてみましょう。おでこにしわが寄り，引っ張られるのを感じてください。10秒間緊張を保ち，その後眉毛を楽にして，リラックスさせましょう。20秒間，緊張していたときと解放されたときの違いを感じましょう。ゆっくりとスムーズに息を吐くたびに，「リラックス」の言葉を思い浮かべましょう。

13. さて，あなたの身体は全体的にリラックスし，心地良い状態となりました。ここでさらにもう一度リラックスしていることを感じながら，1から5までの数字を数えましょう。1で身体のすべての緊張が解けます。2で徐々にリラックスの状態に入っていきます。3でリラックスした状態になります。4でそのリラックスの状態にある自分を感じることができます。5でさらに深いリラックスの状態を感じます。このいちばん深いリラックスの状態を数分間過ごし，呼吸について考えてみましょう。ゆっくりと整った呼吸をしています。いつもあなたが息を吐くたびに，「リラックス」という言葉を思い浮かべます。そして，今度は，数字を5から1に向けてカウントし，自分自身がより覚醒した状態になっていくのを感じましょう。5で目が覚めていることを感じ，4でリラックスの状態から抜け出します。3でしっかりと覚醒した感じを感じ取り，2で目を開け，1で起き上がります。

一度この一連のエクササイズを習得すると，高い確率で心拍数や血圧を落ち着かせることができるようになります。心拍数や血圧への影響を考え，終わってすぐに立ち上がるのはやめましょう。最後まで，このエクササイズを練習しているのだという意識を保つことが大切です。

緊張とリラックスを行ったり来たりするエクササイズをすべて終えたら，あなたの経験したことを評価しましょう。身体のどこかにリラックスさせにくい部分がありましたか？　日頃から緊張しがちな部分には，一度緊張させてからリラックスさせる方法が役立つことがあります。あなたは意識をどこに集中させることができましたか？　身体のリラックスは心のリラックスと同じくらい重要であることを思い出しましょう。または，不安な思考に注意を向けることをやめ，エクササイズに関係する身体の感覚に注意を向けましょう。もしもエクササイズ以外のことが頭に浮かんできたら，ただあるがままにそれが通り抜けていくようにし，リラックスしている状態の身体の感覚に注意を向け直しましょう。不安な思考が頭の片隅に残っていてもかまいません。あなたはこれらの不安な思考は，注意を向けるに値するものではないということを自分自身に教えているところなのです。

あなたはリラクゼーション法をやっている間，不安になりましたか？　取り組む中で，何らかの理由で一度は不安が高まることがあったかもしれません。いつもと違う感覚，例えば，深いリラクゼーションによってもたらされる，浮遊感や身体が沈むような感覚です。これらは正常で，害がないものであるにもかかわらず，不安をもたらすことがあります。緊張を手放す感覚というのは，はじめは心配になるものです。もう一度言いますが，これは慣れが必要なことなのです。いつも瀬戸際に立たされ，常に警戒し，何かに備えている傾向のある人には，特

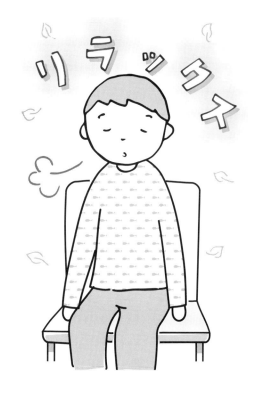

に当てはまるでしょう。しかし練習することによってリラックスした状態でいられるようになり，悪い出来事は起こりそうもないことを学ぶことができます。リラックスすることが時に不安をもたらすもうひとつの理由には，リラックスしようとしている間に「何かをするべきだ」という不安が生じてしまうことが挙げられます。この場合は，これらの思考を問題として取り上げるのをやめ，緊張とリラックスの感覚に注意を向け直しましょう。リラクゼーション法の途中で不安になってしまったとしても，気にかけずに練習を続けましょう。繰り返すことで不安は減り，リラクゼーションの本当の効果を感じることができるようになるからです。

　あなたの上達具合を評価するために「リラクゼーションの記録」にリラクゼーション法の練習の記録をし続けましょう。一週間ごとに，新しい「リラクゼーションの記録」を使用し，今後数週間それを継続しましょう。記録には，エクササイズの終わりまでにあなたが経験することができたリラクゼーションの点数（0から100までのスケールで，0が全くリラックスできなかった，100がとてもよくリラックスできた）を書きましょう。また，リラクゼーション法をやっている間のあなたの集中の度合い（0から100までのスケールで，0が全く集中できなかった，100がとてもよく集中できた）も記録しましょう。このときの集中とは，緊張とリラックスの感覚に意識を集中させることができたかどうかという意味です。リラクゼーションの記録はそれぞれの日に2回分の練習の記録を書くことができます。明らかな目標として，練習するにつれてリラックスと集中の点数が増えていくことを掲げましょう。もし点数が増えていかなければ，前述のいくつかの理由を検討してみましょう。もしかしたらリラックスしようと思って逆に頑張りすぎていたり，「やらなくてはならない」その他たくさんのことについて考えていたり，「緊張を手放す」という考えがしっくりこないと思っているのかもしれません。

　一週間リラクゼーション法を練習して，（0から100までのスケールで少なくとも50くらいの）中程度のリラックスを得ることができたら，8個の筋肉のグループの方法（次のページ参照）に毎日の練習の2回のうち1回，取り組みましょう。つまり，1回は16個のグループの方法を継続しながら，毎日の練習のうちのもう1回を8個のグループの方法にするのです。一方で，リラックスすることが難しいと感じているのであれば，またはあまり十分な練習ができなかったとしたら，もう一週間は毎日2回とも16個のグループの方法を継続しましょう。

最終的なゴールは1つのステップでリラックスできるようになることです。その第一歩として，16個の筋肉のグループの方法からいくつかのグループを差し引いた，8個の筋肉のグループの方法に取り組みましょう。

8個の筋肉のグループ
（1）腕：上腕と前腕の方法を1つにまとめて行いましょう
（2）足：膝より上と下の方法をまとめて行いましょう
（3）腹部
（4）胸部
（5）肩
（6）首
（7）眼
（8）額（おでこ）：上下まとめて行いましょう

　しかし，もしその他の身体の部分の中に緊張しやすいところがあるのでしたら，これらのうちのどれかと入れ替えてもよいでしょう。緊張させてからリラックスさせるという方法を使って，その感覚に注意を向け，1つのグループから次のグループへと取り組みます。それぞれのリラクゼーションのときに，息を吐きながら「リラックス」の言葉を思い浮かべましょう。ゆくゆくは，その言葉はリラックスするための強い合図，またはきっかけとなります。次に，よりリラックスした状態になるため，1から5まで数えましょう。そして深いリラックスを感じ，ゆっくりと数分間呼吸をしましょう。最後に，逆に，5から1まで数え，ゆっくりと覚醒した状態に戻れるようにしましょう。16個のグループのときと同じように，8個の筋肉のグループのリラクゼーション法も毎日練習して「リラクゼーションの記録」に書きましょう。モニタリングはあなた自身と，あなたと一緒に協力してくれる人（メンタルヘルスの専門家）へのフィードバックとなります。リラクゼーションの方法の記録用紙は次のページにあります。

◆ リラクゼーションの記録

それぞれの練習の終わりに，下記のスケールを用いてリラックスと集中の度合いを記録しましょう

0 --- 10 --- 20 --- 30 --- 40 --- 50 --- 60 --- 70 --- 80 --- 90 --- 100

全くリラックス／　　少しできた　　　まあまあできた　　比較的できた　　とてもリラックス
集中できなかった　　　　　　　　　　　　　　　　　　　　　　　　　　／集中できた

日付	練習	エクササイズの最後のリラックスの度合い	エクササイズ中の集中の度合い
/ （ ）	1 2		
/ （ ）	1 2		
/ （ ）	1 2		
/ （ ）	1 2		
/ （ ）	1 2		
/ （ ）	1 2		
/ （ ）	1 2		

漸進的筋弛緩法（PMR）の概要

1. 静かな場所を選び，心地良い椅子やベッドを用意します。
2. 窮屈な洋服はゆるめ，眼鏡やコンタクトレンズを外します。
3. 下記の筋肉のグループを順に，10秒間緊張させ，20秒間リラックスさせます。その間，「リラックス」の言葉を，息を吐くたびに繰り返し思い浮かべます。

> **16個の筋肉のグループ**
> 1 & 2 　前腕
> 3 & 4 　上腕
> 5 & 6 　膝下
> 7 & 8 　膝上
> 9 　　　腹部
> 10 　　 胸部
> 11 　　 肩
> 12 　　 首
> 13 　　 口，喉，顎
> 14 　　 眼
> 15 　　 額の下半分
> 16 　　 額の上半分

4. 緊張とリラックスの感覚に意識を集中させます。
5. 16個の筋肉のグループを緊張させ，リラックスさせた後，さらに深いリラクゼーションを得るために1から5までを数え，息を吸うたびに「リラックス」の言葉を繰り返しながら2分間ゆっくりと呼吸をします。それから，覚醒した状態に戻るため，5から1までを数えます。
6. これらを，1日2回，一週間練習をします。
7. 「リラクゼーションの記録」を使って，自分の練習をモニターします。

8. 16個のグループのリラクゼーション法で少なくとも50点くらいのリラクゼーションが得られるようになったら，8個のグループのリラクゼーション法に移行します。その際は下のグループを用います（または，特に緊張しやすい部分があれば下記を参考にその部分を組み込んで8個のグループを作ります）。

> **8個の筋肉のグループ**
> 1　上腕・前腕
> 2　膝上・膝下
> 3　腹部
> 4　胸部
> 5　肩
> 6　首
> 7　眼
> 8　額

9. 16個と8個のグループのリラクゼーション法をそれぞれ1日1回ずつ，一週間，練習します。

知っておくとよい4つのポイント

　リラクゼーションのエクササイズは，はじめのうちは難しいと感じるかもしれません。リラクゼーションをするときに生じる可能性のある問題については既に述べましたが，ここではその他の一般的な問題点についてまとめます。

1. フラストレーションと焦り

　時に，すぐに効果を感じられないことや，その他にたくさんやらなければならないことの合間にリラクゼーションの練習を「押し込む」ことでフラストレーションを感じてしまうことがあります。このフラストレーションをうまく扱うために覚えておきたいのは，誰もがリラクゼーション法の効果をすぐに感じられるわけではないということです。練習の効果はゆっくりと現れます。また，やらなくてはならないと思っていること

の合間にリラクゼーションをしようと思っても，それは逆に緊張を高め，リラクゼーション法がリラックスするためのものではなくなってしまいます。特定の時間をリラクゼーションのためだけに用意し，十分な時間を使って取り組みましょう。今すぐやらなくてはならないと思っていることのいくつかは，おそらく，少し先延ばしすることが可能です。

2．集中

時に，30分間ずっと課題に集中し続けるということは難しいものです。しかし，頭に浮かんでくるその他の考えやイメージや心配事について考えないようにすることは大切なことです。

3．リラクゼーションをしている間の不安

前述のように，あなたはリラックスしようと試みる間に不安を感じるかもしれません。時に，これはコントロールを失ったかのような感じや，自分を守るものが減るような感じ，そしてリラックスすることがとても新しい感覚であることや，何か問題が起こるのではないかと感じることによります（例：リラックスしたときに生じる浮遊感など）。これらの感覚はあなたにとっては普通ではないかもしれませんが，完全に正常な感覚です。また，あなたを守るものが減ってしまっても実際のところは問題ありません。リラックスすることであなたの身に悪いことが起こることはありません。

4．眠ってしまう

時々，リラクゼーションの練習をしていると眠ってしまう人がいます。練習の途中で眠ってしまうことはあなたがリラックスするスキルを習得し，応用するのに役立ちませんので，できる限り眠らないようにしましょう。疲れすぎていないときに練習をするのがよいでしょう。

ホームワーク

- 「不安の記録」と「毎日の気分の記録」を用いて記録を継続しましょう。
- 行動,身体,思考の三要素の観点と,それらが影響しあう様子から不安の出来事を観察しましょう。
- 16個の筋肉のグループのリラクゼーション法をこれから一週間,1日2回行い,「リラクゼーションの記録」の用紙に記録していきましょう。
- 一週間が経過したら,あなたの上達を評価しましょう。リラックスの評価の点数がほとんど50以下だった場合には,同じ16個の筋肉のグループのリラクゼーション法をもう一週間継続しましょう。リラックスの評価の点数がほとんど50以上だった場合には,次の一週間,毎日の練習のうち1回はこれまでの方法(16個の筋肉のグループのリラクゼーション法)で,もう1回を8個の筋肉のグループのリラクゼーション法にしましょう。

セルフチェック

次の質問に○または×で答えましょう。回答は,付録のページにあります。

_____ 1. リラクゼーションのトレーニングの目的は,身体の緊張を減らすことである。
_____ 2. 練習は時間があるときならいつでも行ってよい。
_____ 3. リラクゼーション法は2つの要素から成り,それらは身体のリラクゼーションと,心のリラクゼーションである。
_____ 4. できる限り,1つの筋肉のグループから別のグループに進むときに,緊張とリラックスの感覚に集中するとよい。
_____ 5. もしもすぐにリラックスできなかったとしたら,何かが間違っているに違いない。

第6章 不安を引き起こす思考をコントロールする（1）
――危険を過剰に予測する癖――

> **目標**
> - これまでの記録を見直し，「プログレス・ノート」に情報を追加する
> - 4個の筋肉のグループを用いたリラクゼーション法を学ぶ
> - 不安なときの思考のパターンを変えることを学ぶ
> - セルフ・ステートメントの練習をする
> - 記録を継続する
> - 「不安の記録」を使い，実際に悪いことが起こる確率を考える
> - セルフチェックを行う

記録の見直し

　1～2週間前にデータをまとめて「プログレス・ノート」に記載しましたので，それ以後の「不安の記録」と「毎日の気分の記録」を見直しましょう。一週間ごとに，あなたが経験した不安の出来事の数と，最大の不安の点数の平均値を「プログレス・ノート」に書き足します。リラクゼーションの練習はあなたの日々の不安のレベルに影響を与えましたか？　不安の出来事の数は変化しましたか，または最大の不安の点数の平均値は減りましたか？

　リラクゼーション法の練習はいかがですか？　ほぼ毎日，2回ずつ，練習できましたか？　できなかった場合には，その理由を考えましょう。よく報告されている理由として：(1) 忙しすぎた，たくさんのやるべきことが予期せず出てきてしまった，(2) リラクゼーション法をすることで実際に不安を減らすことができると思えなかった，(3)

リラクゼーション法はすぐに問題を解決してくれるわけではないため，イライラしてしまった，などがあります。もし，あなたが忙しすぎてリラクゼーション法を練習しなかったとしたら，時間がないと考えることや，すべてを短時間でやり終えなくてはならないと考えることは，不安を持続させる原因であることを思い出しましょう。どの程度プレッシャーを感じることが必要なのか（本当にすべてのことを今すぐにやり終える必要があるのか？）については，この後のいくつかの章に説明があります。しかし，少なくとも，「すべてをやり終えるのに十分な時間がない」と考えているということは，リラックスする時間を持つことがあなたにとって重要であることを示すサインかもしれません。あなたが，リラクゼーション法で本当に不安を減らせるのかどうかを疑って練習をしなかったとしたら，いかなる新しい方法も，相当の試用期間を経なければその効果を判断してはいけないということを思い出してください。私たちがこの方法をプログラムに取り入れたのは，多くの人にとって不安を減らすためにとても効果的であったからです。もし「リラクゼーションはすぐに不安を減らしてくれない」という理由で練習をやめてしまったとしたら，これは練習を要する技術であるということを思い出してください。すぐに効果が出ると思わないで，練習を続けましょう。そうすれば，次第に効果を感じられるようになります。

リラクゼーションの練習

　もしあなたがまだ8個の筋肉のグループのリラクゼーション法を始めていなかったとしたら，次の週はそれに取り組みましょう（方法は第5章を参照）。もしあなたが8個の筋肉のグループのリラクゼーション法を練習し，良い効果があったのなら（練習中に少なくとも中等度のリラクゼーションと集中力を得ることを達成できたのであれば），次に説明する4個の筋肉のグループの方法に進みましょう。

　4個の筋肉のグループの方法は，より少ない筋肉のグループに焦点を当てているということ以外は，16個のグループ，8個のグループと同じ原則を用いています。16個，8個のグループの練習を十分に行った後であれば，4個のグループの方法においてもほぼ同じような身体全体のリラクゼーションを得ることができることが研究で証明されています。4個のグループの方法では，腹部，胸部，肩，額のリラクゼーションを行います。もちろん，あなたが特に緊張を感じている場所があれば，その部分を加えてもかま

いません。以前やったように，それぞれのグループを緊張させ，リラックスさせましょう。リラックスさせるときには息を吐きながら「リラックス」の言葉を思い浮かべましょう。そして，数分間呼吸に意識を集めて，1から5までの数字を数えてリラックスを深め，そして，5から1へ逆に数えましょう。第5章を読み返し，リラックスするためのステップを思い出してください。以前と同様，16個のグループの方法（30分間をたっぷり使う）を1日1回継続しながら，短いバージョン（4個のグループの方法）を1日1回練習しましょう。この方法で，あなたは2つの目標を達成することができます。1つ目は，緊張や不安が高まるのを感じたときにすぐ使える「ワンステップでリラックスできる方法」に徐々に近づいていくことです。2つ目は，リラクゼーションをあなたの日常生活のスケジュールの一部にできるということです。「リラクゼーションの記録」の用紙を用いて，得られたリラックスと集中のレベル（度合い）を練習するたびに記録することを忘れないでください。

不安を引き起こす思考を変える方法の導入

　あなたは身体の緊張をコントロールする方法を習得し始めました。今度は，不安になる思考のパターンを変える方法を学びましょう。考え方次第で，経験する感情体験は大きく異なってきます。この場合は不安や心配に影響を与えている特定の思考が重要になってきます。

　次の例は，信念（または思考）がどのように私たちの行動や感情に影響を与えるのかを示しています。あなたが友達と見通しの悪い森を歩いている様子をイメージしてみてください。その散歩は，はじめのうち，あなたが普段と違う周囲の様子，例えば自然の生き物や植物，木の上の鳥の声などを楽しんでいる間は，とても心地良かったと言えるでしょう。周りを散策しているとき，あなたはとてもリラックスして心地良い気持ちでした。ところが，あなたの友達のうちの一人が「毒蛇を見た」と言ったとします。今，あなたは危険な蛇が草の間を這っていると確信しています。この話を聞くまでは気づかなかったカサカサ音が今は全く違う意味を持ち，あなたの意識はそこに釘づけです。何の警告もなく毒蛇が咬みついてくるイメージが頭をよぎり，より注意深く動くようになります。あなたは森から出て安全な場所に行く方法を考えています。あなたの体は毒蛇が現れたときに備えている状態となり，心拍数と呼吸数が増えているでしょう。

この例は，危険を知覚すること（毒蛇がいると考えること）がいかに劇的な影響を及ぼしうるかを示しています。そのような思考は，危険のサインかもしれないと思う何か（例えば，カサカサ音）から身を守るため，自然に私たちを緊張した状態にさせてしまいます。私たちは，また，安全を求めもします。これらの反応は毒蛇が本当に草の中にいるかいないかにかかわらず，毒蛇が近くにいると確信しているだけでも起こります。

　さらに言うと，「悪い出来事が起こる」と考えることによって心配や身体の緊張が生じる仕組みは，簡単に理解することができます。例えば，あなたの夫または妻が，仕事帰りに交通事故で亡くなってしまうのではないか，または重傷を負うのではないか，と心配をしていたら，あなたは緊張を感じ，警戒し，道路情報や交通事故のニュースを調べ，警察があなたに連絡してくるのではないかと電話の近くで待ち，夫または妻の安全を確信できるまでは普段通りの行動ができなくなってしまうでしょう。

　ここで重要な論点となってくるのが，あなたの「危険だ」という判断が妥当かどうか，ということです。現実に危険なことが起こる可能性は，頭に思い浮かんだ時点では過去の経験による予測でしかなく，事実を検証して確かめる必要があります。もしあなたの不安が事実に基づく根拠にきちんと裏づけられていなかった場合には，もう一度評価して，不安を差し引いて考えることができます。このような方法で，思考に関連した不安は軽減することができます。多くの場合において，事実や証拠を確認することで，あなたの不安は根拠のないものであることに気づけるでしょう。

　なぜ，あなたは，ほんのわずかな，あるいは全く根拠のない出来事について心配してしまうのでしょうか？　ひとつの理由として，第5章でお話ししたように，世の中を危険な場所だと捉える傾向が挙げられるかもしれません。つまり，それは「物事をうまくいかないと考える癖」になってしまっているのです。他の理由としては，身体の緊張を感じれば感じるほど，悪い出来事への心配が頭に浮かびやすくなり，それによってさらに身体が緊張することなどが挙げられます。これらは第4章で説明した「正の強化の循環」です。その他，不安な思考や悪いイメージが生じたときに，それらを問題として取り上げない（適切な方法）のではなく，逆に深刻に捉えるべきだと考えていることがあります。こういった思考の癖も，ほぼ直接影響を及ぼす根拠がないのにもかかわらず心配する原因と言えるでしょう。

　ここで，心配するということは，リスクや危険を知覚したことによる問題解決のための試みであることを思い出してください。しかし，過剰に心配している人は建設的に問

題を解決するのではなく，悪い結果のみを考えてしまいます。あなたが心配している悪い出来事はどの程度現実に起こる可能性があるのかを評価しながら，本当に悪いことが起こってしまったときのために（心配しているだけではなく），代わりとなる問題解決方法を身につけることが大切です。

　これらの戦略を描くために，もう一度前述の不安の例（あなたの夫または妻が交通事故で亡くなってしまう，または重傷を負う）について考えてみましょう。始めに，あなたのパートナーがその時間帯に交通事故に遭う確率を検討します。あなたのパートナーの運転歴に問題がなく（事故や違反が少ない），その特定の日に運転をしている人の数を念頭に交通事故が起こる割合を考えてみると，あなたのパートナーが現実に交通事故に巻き込まれる確率はとても低く，あなたの心配はあまり根拠のないものであることがわかります。次に，起こりうる最悪の結果に対する（心配すること以外の）代替的な対策として，悪い出来事をできるだけ詳細に思い浮かべ，対処方法を考えます。この場合，基本的な考え方は同じですが，例えばパートナーを失うというような大きな出来事よりも，そうでないもの（仕事でミスをするなど）を思い浮かべる方が行いやすいでしょう。

不安な思考を変えるための方法（Self-Statement Training：セルフ・ステートメント*のトレーニング）には，いくつかの基本原則があります

1. はじめに，あなたのネガティブな思考に挑むためには，単純に「ポジティブ思考」をすればよいというものではありません。あなたはすべてのネガティブ思考をポジティブ思考に変える必要はないのです。じつは，ポジティブ思考はネガティブ思考と同じくらい不確かなものです。ポジティブ思考にしようとするのではなく，現実的な物事の見方を用いる解釈の方法で，手に入るだけの根拠を検証する方がよいでしょう。時々，悪い出来事は本当に起こってしまいます。すると，とたんにポジティブ思考は役に立たなくなり，問題解決の妨げとなることさえあります。しかし，悪い出来事は，おそらくあなたが予想していたよりも稀にしか起こらないものであり，根拠に乏しいと言えるでしょう。

*訳者注：自らの考えや行動を言葉で表現し，記録すること。あるいは，自分のことを客観的に見てどのようにとらえているか，その考え方やとらえ方を指すこともあります。

2. 不安なときの思考やイメージは癖になりやすく，ほとんど自動的に生じます。例えば，私たちのクリニックで治療を受けた女性によると，彼女は友人や近所の人の突然の訪問に備えて，いつも午前中に家の中がきれいに整っているかどうかを確認していたそうです。なぜ完璧な家にしておくことが重要だったのか，彼女は聞かれるまで考えたことがなかったそうで，家が「完璧」でなければ皆が彼女を嫌いになると無意識のうちに決めつけていたことに気づきました。このように，あなた自身の行動を観察することは，隠れた信念や憶測を発見するのに役立ちます。

3. 最後に，信念やセルフ・ステートメントのパターンは癖になりやすいものですが，変えることができないわけではありません。適切な努力と経験をもってすれば，私たちは世の中や自分自身に対する物の見方や信念を，宗教や言語と同様に変えることができます。もちろん，この変化には，練習と努力が必要です。

あなたの不安なときの思考を変え始めましょう
（セルフ・ステートメントの分析）

始めのステップとして，様々な異なる場面においてセルフ・ステートメントをするということはどういうことか，熟知することが必要です。あなたが自分の思考を詳細に述べることができればできるほど，あなたの憶測に挑んだり，修正したりすることが容易になるでしょう。

例えば，「私は自分の子が病気になるのではないかと心配です」と，シンプルに始めるのは具体性が不十分と言えるでしょう。そうではなく，不安な思考の内容をもっと詳しく自分に問うのです。例えば，子どもが病気になったら何が起こると思うのか？　子どもが死んでしまうかもしれない，一生続くような障害が残るかもしれないと思うのか？　子どもが病気になるということは自分が親失格であると思うのか？　その病気は耐え難いものになると思うのか？　など，です。

次の例は，セラピストが，患者さんであるシオリさんに思考や不安の内容を詳しく述べるのを手助けしている様子です。

セラピスト：常に誰かがあなたの仕事ぶりを見ているのではないかと心配しているとおっしゃいましたね。誰かが見ているかもしれないと感じるのは具体的にどのようなことですか？ そして，誰かがあなたを見ていると固く信じている理由は何ですか？

シオリ：私がすべての仕事をしっかりとこなしているかどうか，見られているように感じるのです……。ミスをしないかどうか，とか。

セラピスト：どんなミス？

シオリ：例えば，タイプミスや何度も文字を打ち直すことで時間を無駄に使うことです。

セラピスト：あなたはそんなに頻繁に，何回も文字を打ち直すのですか？

シオリ：いいえ，実際は，信じるか信じないかは別として，私はタイピングが得意です。たぶん，私が「ミスをしたら誰かがそれを見ている」と心配しているだけだと思います。

セラピスト：それで，もし彼らがあなたのミスに気づいたら何が起こるのですか？

シオリ：彼らが私の上司に告げ口をするかもしれないと思います。

セラピスト：続けてください。その次には何が起こるのですか？

シオリ：はい。私の上司もきっと私の仕事に目を光らせ続けるようになり，仕事を辞めるように言うかもしれません。その結果，無職になるかもしれません。私は仕事を失いたくありません。

セラピスト：それでは，誰かがあなたの仕事ぶりを見ているという心配の根底には，「クビになるかもしれない」という思考があったのですね。私たちは，あなたがクビになる根拠がそこにあるのか，例えば，あなたの同僚が本当にあなたを見ているのか，彼らがもしあなたのミスに気づかなかったとしたら実際は何をしているのか，そしてあなたがミスをしたと誰かが上司に告げ口をしたらその上司は何

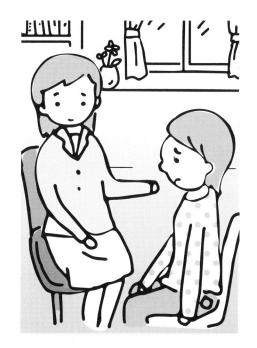

をするか，などを検証する必要があります。

　エクササイズとして，あなたのこの2週間の「不安の記録」から3つ～4つの出来事を選びましょう。これらを思い返し，あなたが書いた不安なときの思考を読んでみてください。このときの思考や，起こると考えていたことの内容，何を心配していたかをより詳しく説明することができますか？　このセラピストがシオリさんに聞いたような質問を自分自身に投げかけてみるとよいでしょう。特に，何が起こると思っていたのでしょうか？

　例：シオリさんはボーイフレンドのヒロキさんについての心配を述べました。
　「昨夜ヒロキが私に電話をくれなかったことから，私は，彼が私のことをもう好きではないのだ，私は彼にふさわしくなかったのだ，と思いました。私たちの関係はもう終わりで，もう二度と彼に会えなくなると考えたのです。そして，私は友達みんなに何が起こったか説明しなくてはいけないと思いました。友人たちはみんな私を可哀想だと言い，それがまたさらに私の気分を悪くさせました。なぜなら，彼女たちが私のことを，まるで"パートナーと安定した付き合いができない人"であるととらえているというふうに感じたからです。さらにひどいのは，自分自身までもが，それが正しいことであるような気がしてしまったことです。もうこの先，私のことを心底大切にしてくれる人に出会うことはできないのだと思います」

　おわかりのように，シオリさんは，ボーイフレンドが彼女を好きではないのかもしれないということだけでなく，友人たちからも「良い付き合いができない人」と判断されてしまい，もうこの先誰にも巡り会えることはないだろうと思っていたのです。
　シオリさんが最悪の事態が起こると決めてかかっていたこと，そしてボーイフレンドが電話をくれなかった理由について十分に検討しなかったことに気づくとよいでしょう。おそらく，彼は疲れていたか，彼女に対して怒っていたか，友達と外出していたか……。いずれの理由にしても「彼女との関係が終わり」という意味ではないですね。また，シオリさんが二人の関係が終わりだと考えたところから，この先ずっと素敵な出会いはないだろう，というところまで心配を拡大させてしまっていたことに気づくとよいでしょう。それはあたかも，いきなり極端な結論に飛躍しているかのようです。同様

に，もしヒロキさんとの関係が終わったら友人たちが彼女を「安定した付き合いのできない人」と判断するという考えも，極端な結論に飛躍している例と言えるでしょう。

リスクを判断する

　不安が高まった状態のときは，誰でも誤った判断をしてしまうことがあります。まず，悪い出来事が起こる確率を過大に予測してしまいます。次に，悪い出来事が起こりそうだと思う根拠が，とても破滅的な考えであったりコントロールを欠いたものだったりします。端的に言うと，最悪の事態を考えてしまうということです。もちろん，これまで説明があったように，このタイプの判断ミスは私たちの不安を増長させるだけです。ですから，あなたの思考を変化させる最初のステップとして「不安を感じているときは，いつも悪いことを過大に予測したり，破滅的に考えたり，その両方だったりするのだ」ということを認識することが大切だと言えます。

　この章では，悪い出来事が起こることを過大に予測したり，極端な結論に飛躍したりという，始めの段階の判断ミスに焦点を当てます。そして，次章では破局的な解釈や，物事のバランスを乱してしまうことに焦点を当てます。過大に予測することをわかりやすく示した例が，数十年前にイギリスの研究により報告されています (Butler & Mathews, 1983)。研究者たちは大学生のグループにおいて，大きな試験の1カ月前と，前日に調査を行いました。それぞれにおいて，学生たちは試験に落ちる確率がどのくらいか判断するように言われます。面白いことに，1カ月まるまる勉強をして準備をしているのにもかかわらず，試験の1カ月前と前日とでは，前日の方が不合格になる確率を高く見積もる学生が多かったのです。学生たちは，試験の前日，不安になっていたために，不合格になる可能性を高く見積もったのでしょう。

　リスクを過大に評価することは特定の出来事に至るという結論に飛躍する（破局視する）ことを意味し，実際の可能性は低いのにもかかわらず，起こると信じてしまう原因となります。前述の例のように，クビになる可能性は低いのにもかかわらず，シオリさんはその可能性がとても高いと感じていました。彼女はタイピングが得意であることや，本人が気にしているほど周りの人が彼女のことを厳しく評価しているわけではないということに気づくことができなくなってしまっていたのです。同様に，「この先自分を大切にしてくれる人に巡り会うことはできない」という考えや，「友達が自分を『安

定した付き合いのできない人だ』と判断する」という考えも，全く根拠のないものです。このように，シオリさんの考えは極端な結論に飛躍していました。

あなたがここ数週間の「不安の記録」から選んだ出来事を見てみましょう。これらの出来事のいくつかは，悪いことが起こる可能性を過大に予測することと関連していましたか？　起こる確率が高いと判断していたのに，実際は起こらなかった出来事がありましたか？　もし特定のことについて繰り返し不安になったのに現実には悪い出来事が起こっていないとしたら，悪い出来事が起こる可能性を拡大解釈し極端な結論に飛躍（破局視）していたことが明らかになるでしょう。あなたは子どもが誘拐されることを心配したことがありますか？　そして，現実には何回誘拐されましたか？　約束を忘れることを心配したことがありますか？　そして，現実には何回忘れましたか？　家がきれいでないと近所の人に嫌われると心配したことがありますか？　そして，何回嫌われましたか？　クビになるかもしれないと心配したことがありますか？　そして，何回クビにされましたか？　休暇中，災難に見舞われると心配したことがありますか？　そして，何回災難が起こりましたか？

出来事が起こる可能性に疑いを持つこと

一般的に，何かが起こる可能性についてもう一度考えるように言われたら，多くの方が上記の例のようにある程度の疑いを持って返事をするでしょう。しかし，ただ疑うだけでは心配を持続させるだけです。次に，最も典型的な「疑い」の例を紹介します。

「過去には起こらなかったが，将来起こる可能性があるだろう」。このタイプの思考は，非確証を繰り返す（反対のことが起こる根拠を繰り返し確認する）ことでは心配するという行動を変えられない理由を説明してくれます。例えば，シオリさんは同僚からたくさんのミスを指摘されることもなく，上司がいつも彼女に良い評価を与えているのにもかかわらず，過去半年間，毎日クビになることを心配し続けていました。なぜ，これらの非確証的な根拠の数々（同僚や上司の良い評価）は，シオリさんを「クビになる」という考えから解放できなかったのでしょうか？　最も考えられる原因は，彼女が自分自身に「いつかそうなる日が来る，そして今日がその日なのだ」と言い聞かせてきたことです。

「将来起こるかもしれない」と繰り返し考えることで，あなたはすべての正しい根拠

を投げ捨て，適切な理由もなく，悪いことが起こる可能性が高いと信じ込んでしまいます。たくさんの道路があるなか，特定の場所で車に轢かれるというような稀なことだとしても，「その数えきれない可能性のうち，今日がその日かもしれない」と自分に言い聞かせることで，精神的に，あなたは特に理由もなく事故に遭う確率を膨らませてしまっているのです。

「**悪い出来事はまだ起こっていません，なぜなら私がいつもそれを防ぐために行動しているからです。いつも子どもたちを注意深く見て，すべてのことをきっちりと時間通りに行い，約束の時間よりも早く行動しています**」。この例のように，あなたは「近所の人たちが私を拒絶しなかった理由は，私の家がいつもきれいだからだ」と考えるかもしれません。これらは，不安になり心配することが悪い出来事を防いだと誤認している様子の典型例です。

これは，「悪い出来事はたぶん起こらない」ということに気がつくのではなく，「いつも以上に気にかけ，心配したから悪いことが起こらなかったのだ」と信じてしまう傾向と言えます。したがって，普段より用心して行動することは，悪いことが起こる確率を高く感じさせ，防がなくてはならないと確信するようになる原因となります。言い換えると，注意深く安全を確認する行動は，あなたの心配が実際の状況を反映したものではないことに気づくことを妨げてしまいます。少なくとも，あなたは本当の危険とは何かに気づかなくてはなりません。なぜならあなたは悪いことが現実になるのを絶対に許さないでいるから（常にいつも以上の気遣いをして，起こらないよう確認しているから）です。いつものように心配したり安全を確認したりするのをやめたら何が起こるのか，実験することで事実を知ることができます。例えば，お客さんを招く前に家を掃除しなかったら，または約束の時間に少し遅刻してしまったら何が起こるのか，試してみることができます。これについては第9章で詳しく説明します。

「**でも過去に悪い出来事が起こったので，二度とそのようなことが起こらないようにしたいのです。心配することで，私は最悪の事態に備えることができると思うのです**」と言う人がいるかもしれません。悪い出来事が本当に起こってしまったときには（仕事をクビになる，家族が病気になる，または，新車を買おうとしたら問題ばかり出てきたなど），どの程度それが「起こりうること」だったのかに立ち戻り，どうにか切り抜けることが大切です。ひとまず，悪いことが1つ起こったからといって，また同じことや別の悪い出来事が起こるわけではありません。悪い出来事は誰にでも起こることであ

り，心配したからといって防げるものではないと気づくことが大切です。それよりも，それが起こってしまったときにどのように対処するかに集中することです。

次の例は「子どもが誘拐されることを考えたら，本当にそれが起こるような気がしてしまった」というタイプのものです。これは「思考と行為の混同（Thought-Action-Fusion：TAF）」または，頭の中の考えと現実を混同してしまう傾向と言えます。私たちは毎日，様々な可能性や出来事についてたくさん考えています。しかし，考えるという行動だけでは，その出来事の重要さや現実に起こる可能性に影響を及ぼすことができないのは明らかです。

「リアル・オッズ（出来事が実際に起こる確率）」とは？

過剰に予測をしてしまう傾向に対する最初の戦略は，根拠を評価することです。この方法を端的に説明すると，頭に浮かんだ考えは推測であり事実ではないということや，その対象や出来事に対する解釈はたくさんある捉え方のうちの1つにすぎないということを，自分自身に気づかせるというものです。次に，その出来事が起こる可能性とその根拠を問います。具体的には次のような問いかけをすることです。：その出来事が起こる確率（リアル・オッズ）は？　これまでに起こったことがあるのか？　起こらない可能性についての根拠は？　例えば，「家が完璧にきれいになっていなかったら近所の人は自分をだらしない人間だと思うだろう」ということが現実となる確率はどの程度あるのでしょうか？

出来事が起こる可能性を予測する前に，すべての事実と根拠をよく考えましょう。例えば，今朝，職場で上司があいさつをしてくれなかったとしましょう。相手がストレスを抱えている可能性を考慮しなかったら，あなたは「上司は怒っている」と捉えてしまうかもしれません。同様に，たったひとつのミスを大失敗だと決めてかかってしまったら，「誰もが時々ミスを犯すことがある」ということに気づけなくなってしまうでしょう。

過去の限られた経験に基づいて悪い予測をしてしまっていないかどうか，よく検討しましょう。例えば，過去に，「ある特定の内容の仕事の出来栄えを批判されると思い込んでいたけれども，実際の評価は概ね良いものばかりであった」という経験はありませんか？

起こる可能性の低いものと高いものを混同してしまっていないか，またはあたかも悪い出来事が確実に起こると思って行動してしまっていないか，よく考えましょう。良い結果と悪い結果をリストに挙げて並べてみることはできますが，それらがすべて現実になるわけではないということを思い出しましょう。

　次に紹介するのは，ネガティブな解釈と異なる解釈を，事実と根拠に基づいて生み出す方法です。あなたが特定のことについて過剰に悪い方向に予測してしまった例を用いて，パイチャートで異なる解釈を示してみましょう。まずあなたが最初に思い浮かべていたネガティブな解釈をパイの1カット分のスペースに書き，次の例のようにできるだけ多く，異なる解釈を挙げていきます（次ページ参照）。

　あなたの過去数週間の「不安の記録」から3つ，4つの例を選び，事実と様々な解釈や可能性をパイチャートを用いて考えたうえで，あなたが最初に思い浮かべた悪い出来事が起こる可能性を0から100までの点数で評価してみましょう。（0＝絶対に起こらない，100＝必ず起こる）

　過剰に悪い方向に予測をしてしまう癖に立ち向かう3つ目の方策は，あなたの誤った評価（起こると予測していること）が間違っていることを証明するデータや根拠を集めるための小さな実験を行うことです。実験とは，特定の結果が本当に起こるかどうかを試してみるということです。仮説を試すために普段より注意深く行動すると，最も簡単に実験できます。例えば，あなたが普段パートナーに1日2回安全確認の電話をしているとしたら，それを1回にしてみましょう。または，あなたが上司に叱られることを恐れて目を合わせないようにしているとしたら，上司を直視してみることを試すとよいでしょう（例えば，上司と目が合ったらどのくらい不安になってしまうか，といったことを試すのです）。しかし，特定の結果（叱責されるかどうかといったひとつの具体的な結果が起こるかどうか）についてのみ，考えます。このような小さな実験については，第9章で集中して取り組みます。

パイチャート　記入例

- そもそも，正しい選択，間違った選択，などというものは存在しない。
- どんな車を買ったかで，他人が私のことをバカだと判断するとは考え難い。
- 車について，はっきりとした意見を持っている人ばかりではない。
- 私の選択を気に入ってくれる人がいるかもしれない。
- 私は間違った選択をして，バカだと思われるだろう。
- どの車を買うか，他の人たちは私ほど悩まないだろう。

第6章 不安を引き起こす思考をコントロールする（1）

パイチャート

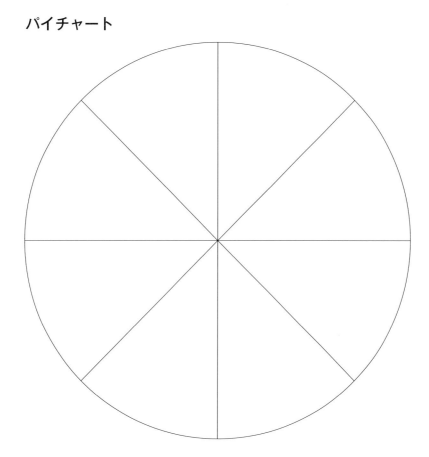

◆ 不安の記録（リアル・オッズ付き）　記入例

日付：<u>6/22（火）</u>　　不安になり始めた時間（午前・㊦）　<u>　3:30　</u>

　　　　　　　　　　　不安がおさまった時間（午前・㊦）　<u>　8:00　</u>

最もつらかったときの不安を点数化しましょう（数字に丸をつける）

0 --- 10 --- 20 --- 30 --- 40 --- 50 --- 60 --- ⑦⓪ --- 80 --- 90 --- 100

全く不安を　　　軽度　　　　中等度　　　　　重度　　　　かなりひどい
感じない

下記の症状のうち，あなたが経験したものにチェックをつけましょう

　　　落ち着かない，緊張や興奮を感じる　　　✓

　　　疲れやすい　　　　　　　　　　　　　　___

　　　集中力の低下，ぼーっとする　　　　　　✓

　　　イライラする　　　　　　　　　　　　　✓

　　　筋肉の緊張（肩こりなど）　　　　　　　✓

　　　睡眠障害　　　　　　　　　　　　　　　___

「きっかけ」（不安を　　週末までにやらなくてはならない仕事を引き受けた
引き起こした出来事）

不安なときの思考　　　やり終えられるわけがない，そうしたらクビになってしまうかもしれない

　　　　　　　　　　　リアル・オッズ（0-100 の点数で）　<u>　5　</u>

その他の可能性に　　　私はいつもちゃんとやり終えることができている。もしできなかった
ついての考え　　　　　としても，これが原因でクビになる可能性は低いだろう。

不安なときの行動　　　イライラして，家に電話し，夫に帰るのが遅くなることを伝える

◆ 不安の記録（リアル・オッズ付き）

日付： ／（ ）　　不安になり始めた時間（午前・午後）＿＿＿＿＿＿
　　　　　　　　　不安がおさまった時間（午前・午後）＿＿＿＿＿＿

最もつらかったときの不安を点数化しましょう（数字に丸をつける）

0 --- 10 --- 20 --- 30 --- 40 --- 50 --- 60 --- 70 --- 80 --- 90 --- 100

全く不安を　　　軽度　　　　中等度　　　　重度　　　　かなりひどい
感じない

下記の症状のうち，あなたが経験したものにチェックをつけましょう

　　　落ち着かない，緊張や興奮を感じる　　　＿＿＿＿＿
　　　疲れやすい　　　　　　　　　　　　　　＿＿＿＿＿
　　　集中力の低下，ぼーっとする　　　　　　＿＿＿＿＿
　　　イライラする　　　　　　　　　　　　　＿＿＿＿＿
　　　筋肉の緊張（肩こりなど）　　　　　　　＿＿＿＿＿
　　　睡眠障害　　　　　　　　　　　　　　　＿＿＿＿＿

「きっかけ」（不安を　　＿＿＿＿＿＿＿＿＿＿＿＿＿＿＿＿＿＿＿＿＿＿
引き起こした出来事）　　＿＿＿＿＿＿＿＿＿＿＿＿＿＿＿＿＿＿＿＿＿＿

不安なときの思考　　　　＿＿＿＿＿＿＿＿＿＿＿＿＿＿＿＿＿＿＿＿＿＿
　　　　　　　　　　　　＿＿＿＿＿＿＿＿＿＿＿＿＿＿＿＿＿＿＿＿＿＿

　　　　　　　　　　　　リアル・オッズ（0-100の点数で）　＿＿＿＿＿

その他の可能性に　　　　＿＿＿＿＿＿＿＿＿＿＿＿＿＿＿＿＿＿＿＿＿＿
ついての考え　　　　　　＿＿＿＿＿＿＿＿＿＿＿＿＿＿＿＿＿＿＿＿＿＿

不安なときの行動　　　　＿＿＿＿＿＿＿＿＿＿＿＿＿＿＿＿＿＿＿＿＿＿
　　　　　　　　　　　　＿＿＿＿＿＿＿＿＿＿＿＿＿＿＿＿＿＿＿＿＿＿

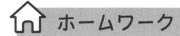 ホームワーク　　　　　　　　　　　　　　　　　　　　Homework

- リラクゼーション法の練習を継続しましょう。
- 「毎日の気分の記録」と「不安の記録」を継続しましょう。
- 不安なときの思考と向き合ってみましょう。それぞれの出来事について，あなたの特定の思考を見つけ出し，根拠を評価し，パイチャートを使って異なる考え方や解釈が見出せるかどうかよく検討しましょう。そして，現実にそれが起こる可能性はどのくらいなのか，0 から 100 までの点数で評価しましょう。
- 「不安の記録（リアル・オッズ付き）」の用紙を使い始めましょう。p.96 の記入例のように，この新しい用紙には，あなたの不安に対する異なる考えを記入する欄と，あなたの不安なことが実際に起こる可能性（リアル・オッズ）を記入する欄が設けてあります。

 セルフチェック　　　　　　　　　　　　　　　　　　　Self check

次の質問に〇または×で答えましょう。回答は，付録のページにあります。

1. 不安なときに犯してしまいがちな間違いの 2 つの典型例は，「悪い結果を過剰に予測する」ことと「極端な結論を考える（破局視する）」ことである。
2. 不安になるときになんらかの予測を立てているとしたら，それを把握することはとても大切である。
3. 自然に浮かんできてしまう思考（考え）は，変えることができない。
4. 不安の思考を妨げることが，不安にならないための最も有用な方法である。
5. 過剰に予測してしまうことに立ち向かうため，根拠や実際に起こってしまう可能性を考え，0 から 100 までの点数で評価することは重要である。

第7章 不安を引き起こす思考をコントロールする（2）
──最悪の事態を考えてしまう癖──

> **目標**
> - これまでの記録を見直し，「プログレス・ノート」に情報を追加する
> - リコール・リラクゼーション法を学ぶ
> - 破滅的な解釈（破局視）と，破局視から抜け出す，という概念を学ぶ
> - 「不安の記録（リアル・オッズ&コーピング）」の用紙を使い始める
> - 記録を継続する
> - セルフチェックを行う

記録の見直し

　「不安の記録」と「毎日の気分の記録」を見直しましょう。先週の最大の不安の点数の平均値はどのくらいでしたか？　あなたは，自分の経験した不安の出来事を客観的に記録することができましたか？　確認のため，最も頻繁に経験した不安による行動，身体の症状，思考，きっかけ，不安の内容について書き出しましょう。一週間の不安の出来事と，最大の不安の点数の平均値を「プログレス・ノート」に追記しましょう。不安の出来事の数は増えましたか，それとも減りましたか？　もし変化があれば，その理由を考えましょう。特に，不安の出来事と，最大の不安の点数の平均値が減った場合には，身体の緊張やあなたの思考や行動がその点数の減少に役立ったかどうかを考えましょう。以前と異なる反応がみられましたか？　もしそうだとしたら，その違いは何でしょうか。例えば，危険を過剰に予測していたと気づくことができたら，家族の健康についての心配を拭い去ることが以前より容易にできましたか？　不安のレベルの変化の理

由を認識することは，プログラムを継続しながら何に意識を払えばよいかを知るために役立つでしょう。

あなたはすべての不安な出来事について，思考とその根拠，実際に起こりそうな可能性を記録しましたか？　ギリギリのところまで自分に問う，言い換えると，あなたが最も恐れている最悪の出来事を思い浮かべ，できるだけ詳細に思考を特定することができましたか？　もしそうでなければ，今，それをやってみてください。それぞれの最悪の出来事について，それが起こる根拠，起こらない根拠をすべて考え，パイチャートを使って異なる可能性をよく考え，0から100までのスケールを使って現実に起こる可能性を評価しましょう。特定の出来事が「起こるかもしれない」と思ったり感じたりすることは，根拠としてカウントできないことを覚えておいてください。思考や感覚を根拠としてしまうのはよくみられる間違いです。あなたの感じることに基づくのではなく，代わりに，事実や根拠に基づいて0から100までで評価をつけましょう。この章では，自分の状態を適切に記録することに時間を割いていきます。

リラクゼーションのエクササイズを練習しましたか？　リラックスのレベル（度合い）の動きを追い，「リラクゼーションの記録」を集中して継続してきましたか？　もし練習をしていなかったのなら，その理由を考え，次の週に向けて軌道修正をしましょう。あなたがこのエクササイズから得られる効果は，どれだけ練習したかにかかっているということを思い出しましょう。

リラクゼーション

これまでに，あなたは毎日16個の筋肉のグループと8個のグループ，4個のグループと，リラクゼーション法の練習をしてきたことになります。もしあなたのリラクゼーションの達成度の評価が50以下だったとしたら，またはよく集中できていなかったとしたら，その理由を考えましょう。これまでの章で説明があったように，リラクゼーションの評価が下がる典型的な原因としては，何かに邪魔をされてしまう，倦怠感を感じている，エクササイズを重荷に感じている，リラックスしようと頑張りすぎる，やることがたくさんありすぎると考えリラクゼーション法を行うための時間を十分に取ることができない，などが挙げられます。リラクゼーションのトレーニングを行うひとつのメリットに，それをしている短時間のあいだ，すべての責任や心配事から自分を解放して

あげることができ，身体をリラックスさせる方法を習得できる，ということがあります。また，「今すぐやらなくてはならない」と思っていることのいくつかは，実際には焦る必要がないことや，リラックスすることはさらなる悪い出来事を引き起こすものではないということを学ぶでしょう。

　もしあなたが4個の筋肉のグループのリラクゼーション法をマスターできているのなら，次はリコール・リラクゼーションを学びましょう。リラックスする前に一度筋肉を緊張させるのではなく，今度はそのときの感覚や集中力のパワーを思い出して（リコール），シンプルに筋肉をリラックスさせるという方法です。これまでターゲットにしていた4個の主な筋肉のグループ（腹部，胸部，肩，額など）を順番に思い浮かべて意識を集中し，それぞれの身体の部分がリラックスする感覚とはどのようなものかを考えながら，緊張を解いていきます。息を吐くときに「リラックス」の言葉を思い浮かべて，4個の主な筋肉のグループの緊張を解いていきましょう。お腹に意識を集中させながら，お腹の筋肉がゆるんでいくイメージを持ち，リラックスするときの温かい感じをつかみます。胸部に意識を集中させているときは，息を吸ったり吐いたりしながら空気がスムーズに出入りする様子を感じ取ります。肩に意識を集中させるときは，だらりと力を抜きながら緊張がほぐれ，リラックスしていくときの温かみや心地良さを思い浮かべます。同様に，額のときは，しわを寄せた状態からリラックスした状態になる感覚を思い浮かべます。約5分間，集中してリラックスするようにし，息を吐きながら「リラックス」の言葉を静かに思い浮かべ，ゆっくりと安定した呼吸を維持します。その後も，息を吐きながら「リラックス」の言葉を思い浮かべ続け，リラックスしている感覚を自分自身にとって安定したものにしていきます。これがあなたの来週のエクササイズです。さしあたって，この方法を静かな心地良い場所で継続しましょう。近いうちに，あなたはもう少し騒がしい場所や，あまり心地良くない環境でもリラックスできるようになり，リラクゼーション法は持ち運び可能な，様々な場所や時間で応用可能なスキルとなることでしょう。

リコール・リラクゼーション法の手順

1. 心地良い椅子やベッドなど，静かな場所を選びます。
2. ぴったりした衣服やベルトをゆるめ，眼鏡やコンタクトレンズを外します。
3. 順番に，4個の筋肉のグループに意識を集中させます。（腹部，胸部，肩，額など）
4. それぞれの筋肉のグループがリラックスしたときの感覚を思い出し（リコール）ながら，緊張を解いていきます。
5. 約5分間リラックスし，息を吐くたびに「リラックス」の言葉を繰り返し思い浮かべながら，ゆっくりと整った呼吸を維持します。

　おそらく，あなたは不安になったときにリラクゼーション法を使おうと試み，方法そのものや，すぐにリラックスできない自分に対してイライラしたことがあると思います。あなたはまだリラクゼーション法を用いる術を学んでいる途中なので，難しい場面では上手に行えないこともあるかもしれません。現時点で不安が高まったときにリラクゼーション法を効果的に使おうとすることは，飛行機のパイロットが緊急時の操縦法を十分に練習していない状態で緊急着陸をするように要求しているようなものです。難しい場面で使えるようになるためには訓練が必要ですので，今後数週間かけて練習していきましょう。

最悪の事態を考えてしまう癖について

破滅的な解釈（破局視）の概念

　前章でセルフ・ステートメントの原則と，実際に起こる確率は低いのにもかかわらず危険を過剰に予測する癖について紹介しました。悪い出来事が起こる可能性を過剰に予測すると不安が高まります。なぜなら，不安は危険や悪い出来事を知覚することで生まれる「反応」だからです。私たちはこれまで，根拠を確かめずに過剰な予測をしたがために「危険が続く」と考えてしまう例を検討してきました（第6章の「出来事が起こる可能性に疑いを持つこと」を参照）。もし，前章の情報を思い出すことができない場合や，危険を過剰に予測するという概念やリアル・オッズを用いてその思考を適切なもの

に変えていくことについて理解が不十分かもしれないと感じている場合には，先に進むのではなく前章をもう一度読み返すことをおすすめします。

　危険を過剰に予測することに加えて，不安は差し迫った出来事について破滅的に解釈すること（破局視）や大失敗をしたと捉える傾向とも関係があります。破局視は物の見方のバランスを失わせ，最悪の事態を考えることだとも言えます。「最悪なことになる」「切り抜けられない」または「対処できるとは思えない」と自分の状態を捉えることで，その問題は解決不能であるという感覚が生まれてしまいます。破局視は，起こりそうな出来事だけでなく，起こりそうもないことを考えただけでも生じる可能性があります。例えば，不安や苦悩のために赤面したり身震いしたりしていたら，他者に気づかれるのではないかと思うこと。または「きっとそれを見たら，皆，私がとても弱くて無能な人間だと思うだろう」と破局視すること。これは起こる可能性のある出来事（不安の症状のうち，目に見えるもの）の例です。または，他の人には全く気づかれそうもないような不安の症状，例えば，お腹の不快感などに周りの人が気づくと考え破局視すること。「きっと，皆，どれほどお腹の調子が悪いか気づくだろう。そして私のことを馬鹿にするに決まっている」というような考え方です。これが，現実には起こりそうもないことによって生じる破局視の例です。

　その他の破局視の例は，大して重要でもないような出来事に反応して極端な結論に飛躍してしまうことです。例えば「もし家が整頓されていなかったら，私はダメな人間だ」とか「もし子どもたちが喧嘩をしたら，私は親失格だ」，または，「もし仕事でミスを犯したら，私はこの役職にふさわしくない」と考えることが挙げられます。このような破局視は，完璧に物事を成し遂げようと努力することや，責任を問われることを心配していることと関係があります。前述のように「すべてが正しい方法で行われていても，悪い出来事が起こってしまうかもしれない」とか「私はすべてのことを時間通りにやらなくてはならない」とか「もし心配しなかったら，現実に悪いことが起こるかもしれない」といった思考は，背景にある，（1）悪い出来事は実際に起こる可能性が高い，（2）心配することでこれらの悪い出来事が起こるのを防ぐことができる，（3）これらの出来事が起こると予測ができるのだから，心配して予防をすることが自分の責任であり，もしそれをしないとしたら責任を放棄したということになる，といった信念によってもたらされた「反応＝結果」なのです。あなたは，セルフ・ステートメントのトレーニングを通じて，悪い出来事がいつか起こりそうだという認識を変化させ，個々の

出来事を心配するという行為は何の影響も及ぼさないということに気づき，心配するという「行動」を手放しても自分が無責任だということにはならないと学ぶことができるでしょう。そもそも，あなたが心配している出来事は，起こりそうもないことなのです。責任感が役に立つのは，心配事が高確率で現実となる可能性があるときのみです。慢性的に心配している方が気にかけている多くの出来事は，たいてい起こる確率が低いものです。背景にある信念のその他の例には，無能だという感覚，例えば「私が自分の判断や決断によってミスを犯したら，自分は無能であるということだ」というものがあります。この信念は時々，尊敬する他の人（上司や親，友人，配偶者など）が自分のミスに気づくかもしれないという考えと関係しています。誰もがミスを犯す可能性があるということを認識することはとても大事なことであり，ほとんどの場合，そのミスの与える影響を過剰に予測してしまっている傾向がみられます。

破局視から抜け出すという概念

　破局視から抜け出すためには，最悪の事態をイメージした後にその深刻さを客観的に判断することが必要です。通常，心配をしていた出来事が現実に起こって不快な思いをすることがあったとしても，それは対処可能で，限られた時間のみの経験です。これは，あなたにはその出来事に対応する能力があり，その不快感は永遠に続くものではないということを意味しています。いくつかの出来事は不快なもので（例えば愛する人を失うなど），誰にも起こってほしくないと願う内容かもしれませんが，現実には，これらの不快な出来事が起こってしまっても，どうにかやっていくことができるのです。たとえその出来事が大きな悲しみや苦闘をもたらしたとしても，そこにはまだ道が残っているのだということに気づくことが大切です。対処する方法をよく考えずその出来事のつらさに意識を集中させるよりも，そこには道があると考える方がはるかに効果的に不安を軽減させられます。悪い出来事への対処能力を認識するということは，悪い出来事を破局視してあれこれとこだわり続けることではなく，問題を解決するための異なる考えを見つけることです。悪い出来事が起こったときに，大惨事であると考えるのと対処可能なものとして捉えるのとは大違いです。例えば，戦争や愛する人を失うこと，重い病気にかかることなど，本当に悪い出来事が起こった場合でさえも対処するためのなんらかの方法があると気づくためには，私たちは身近なところでその根拠を検証する必要

があります。実際に，本物の悲しみや恐れを乗り越えた先には，とてつもない強さや深い理解が生まれる可能性があります。これはあなたが心配しているすべての出来事が起こってもよいという意味ではありません。「破局視から抜け出す」という概念は悪い出来事を過剰に心配する傾向をコントロールすることを学ぶのにまさに適切な方法である，ということを説明したいのです。この概念を持つことで，たとえ悪い出来事が起こっても対処可能な自分に気づくことができるでしょう。

　あなたが仕事中に重要な書類でミスをし，結果として大きなプロジェクトが失敗に終わり，叱責されたと仮定してみましょう。あなたの上司は言うまでもなくがっかりしているでしょう。問題は，どのようにこの状況に対処するか，です。破局的な解釈をしてしまうと「この状況はあなたが何をやってもダメだという証拠であり，自分のした判断に対し無責任で，コントロールのできない人であり，このミスは周りの人たちからのすべての信頼を失うことに相当する」ということになります。破局視から抜け出すという概念を用いると「自分の会社にとってはとても難しい状況になってしまったが，誰にでもミスをする可能性はあり，この状況は時とともに改善していくことが可能だろう」となります。すべての可能性を考えれば，あなたの周りの人たちはこの出来事が起こる前と同じようにあなたのことを理解してくれるでしょうし，そうでなかったとしても，それも時とともに和らぐはずです。人は誰でもミスをするものであり，他者から時に悪い評価を受けることもありますが，それは，生きていることそのものの一部と言えるでしょう。

　多くの場合において，「破局視から抜け出す」という概念を用いて起こりうる可能性の根拠を検討することで，あなたは不安の考えを上手に扱うことができるでしょう。例えば，仕事でミスを犯し，クビになることを心配していたとします。あなたは，以下のような鍵となる質問を自分に問うことでこれらの思考に立ち向かうことができます。自分がミスを犯す確率はどのくらいか？　ミスを犯してしまった場合に上司が自分をクビにする確率はどのくらいか？　そして，もしクビになったとしたらその状況をどうにかするために何ができるか？　例えば，別の仕事を探す，友人や家族に助けを求める，しばらく仕事を休む，など。

　ここ数週間のうちにあなたが記録をした不安の出来事を振り返り，あなたの思考のうち破局視に当てはまるものがないかどうか，物事を見るバランスを失ってしまっているものはないかどうか，評価してみましょう。言い換えると，もしその出来事が起こって

しまったら対処不能だ，最悪だ，と思ってしまったことがありましたか？

破局視に気づき，「破局視から抜け出す」という概念と結びつける

　セラピストのガイドのもと，破局視をしていることに気づき「破局視から抜け出す」という概念と結びつける例を見てみましょう。

セラピスト：あなたが亡くなってしまったら家族にどんな影響が及ぶだろうかと，時々，繰り返し心配してしまうと，前におっしゃっていましたね。そのことについてもう少しお話を伺ってもよいでしょうか？

サエコ：ええ，私は父を昨年亡くし，そのときも今もつらい経験をしているので，自分の子どもたちに同じ思いをさせたくないのです。ひどい悲しみに苦しむかもしれませんし，誰が彼らのケアをしてくれるのか気になりますし，私がいなくなったら何が起こるのか，とても心配です。

セラピスト：あなたがもし命を失うとしたら，それはどんな場面だと想像しているのですか？　あなたのお子さんには何が起こるのでしょうか？

サエコ：（涙しながら）とてもひどいことになると思うので，それをお話しするのはとても難しいです。子どもたちだけになってしまったら，子どもたちは大泣きしたり，どうしたらいいかわからなくなったりするだろうと思います。

セラピスト：この場面について考えるのは，あなたにとって大きな苦痛だということを私は理解しています。それらの考えを，一緒に評価してみませんか？　まず始めに，危険を過剰に予測してはいないかどうか。あなたには自分が予期せずまたは近いうちに命を失うと信じる理由がありますか？

サエコ：私の父が突然死したということだけです。

セラピスト：原因は？

サエコ：私たちは知らなかったのですが，どうやら心疾患によるものだそうです。

セラピスト：あなたが同じ病気を持っていると思わざるを得ない根拠はあるのですか？

サエコ：いいえ，根拠はありません。私は父が亡くなった数カ月後にあまりにも心配になって全身の検査を受け，健康であると言われました。

セラピスト：あなた自身の健康状態とあなたと同年齢の女性が明らかな理由もなく突然

死する統計学的なデータを考えてみると，あなたが近々命を失う実際の確率はどのくらいでしょうか？ 0から100までの点数で表してみましょうか。

サエコ：その考え方をしてみると，それは本当に低い確率だと思います。10%くらいかしら。

セラピスト：そうすると，あなたは今後数年間のあいだ，毎日暮らしていく中で1/10の確率で何らかの原因で亡くなる可能性があるということですね？

サエコ：いいえ（笑いながら），たぶんもっと低いのではないかと思います。たぶん，1%以下。

セラピスト：それじゃ，あなたが憶測をし，証拠を見逃してしまっている他の部分についても見ていきましょう。何か思い当たることはありますか？

サエコ：私の子どもたちがどう感じるか，ですか？ 私は彼らが心底つらい思いをするだろうと思っていますが。

セラピスト：いいえ，私はその悲しみや喪失感について伺っているのではなく，あなたがその状態がずっと続くと思っていることを言っています。考えるのはとても難しいかもしれませんが，あなたが亡くなって，時が経つにつれて何が起こるのか，想像してみましょう。

サエコ：私が想像するに，最終的には日常の暮らしに戻っていくのでしょうけれども，私がそこにいた頃とは違うものになってしまうと思います。彼らの父親はとても良い父親です。彼が子どもたちのお世話をすることになるでしょう。

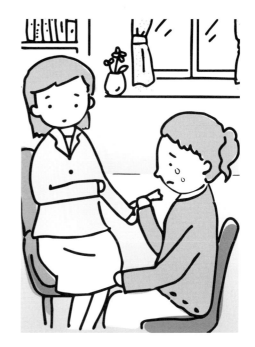

セラピスト：もう一度強調しておきますが，あなたが近い将来亡くなってしまうだろうということを言っているのではなく，あなたがそのことに対して気楽であるべきだと言っているわけでもありません。子どもたちがあなたを失うことはとてもつらいことですが，彼らはあなたがいなくてもどうにか生きていくことができるのではないでしょうか。これはこの状況

に対する全く別の視点と言ってもいいでしょう。そうは思いませんか？
サエコ：ええ，わかります。私はこのようなことをたくさんの物事に対してしている傾向がありますね。最悪の状況を考えて，異なる考え方を検討せずに，悪いことばかりに意識を向けてしまっています。

　ここでは「ネガティブな思考があまりにも強いと適切な考えが思い浮かべられなくなる」という例が示されています。サエコさんは「自分がいなくても家族はどうにかやっていける」という可能性については考えてもいませんでした。彼女は「自分がいなくなったらどれほどひどいことになるか」ということばかり考えていたのです。慢性的に心配し，適切な結論に到達せず，他にも考え方があるということに気づかないでいる状態から抜け出し，将来の悪い出来事や問題に対処するためには，異なる考え方を十分に検討することが重要です。前述の，クビになることを心配するという例についてもう一度考えてみましょう。クビになる可能性はとても低いということのみでなく，仕事を失うことは必ずしも大惨事ではないことに気づくことも重要です。就職活動は楽しいものではないかもしれませんが，やってやれないことでもないでしょう。

　その他，ネガティブ思考が原因で適切な考えが浮かばなくなる例としては，「やるべきことが終わらないと考え，困惑すること」が挙げられます。この思考をやめるためのよい方法は，自分自身に「最悪の場合は何が起こるか」と問うことです。例えば「今日中にすべてをやり終えられなかったらどんな最悪なことが起こるか」または「誰かが私が仕事を終えるのを日付が変わるまで待つことになるのか」と。「職場の机を整頓せずに帰ったら，または家が整理整頓されていなかったら一体何が起こるだろうか？」「もし30分間リラックスするために時間を使ったら，どんな悪いことが起こるか？」あなたの頭に浮かぶのは「今日中にすべてをやり終えられなければ明日の仕事が山積みになり，永遠に終えられないだろう」という考えかもしれません。実際にやり終えなくてはならないこともあるでしょう。一方で，誰もがすべてを完璧にこなすことはできないものだと理解することも大切です。不安を軽減するために効果的な考え方は，「いつでもやるべきことは存在する」ということを受け入れ，「今すぐ取り組まなくてはならないわけではない」という気づきを得ることです。第10章では，過剰な仕事に対処する方法について述べていきます。

破局視から抜け出すという概念を用いる例

　過去数週間のあいだにあなたが記録したものの中に，破局視による思考があったかどうか見ていきましょう。できるだけ客観的に，その出来事に対するあなたの思考の持つ意味を評価し，どこでバランスを失ってしまったのか，どのポイントで別の考えを見出すことができるはずだったのかを検討します。破局視から抜け出すことの目標は，ポジティブ思考をすることではなく起こりうる結果がどの程度現実的なものなのかを評価することです。

　過剰な予測に対しパイチャートを用いて異なる考え方を見出したときと同様，あなたは悪い出来事が起こると考えることに対しても別の考えを持つことができます。以下（次ページ参照）は，クビになるという考えに対し異なる考えを見出した例です。

　あなたの場合を記入してみましょう。

　破局視から抜け出すということは，出来事を正しく把握するということであり，同時に「どれだけ努力をしても悪い出来事が起こることを完全に防ぐことはできない」ということを受け入れることでもあります。加えて，間違いを犯すということは人間の正常なあり方の一部でもあるのです。ここでの本当の過ちとは，失敗をしたときに，（1）自分の間違いは「致命的な人格の欠陥」または「すべてのことに対して無能である証拠だ」などと解釈することや，（2）対処するための現実的な方法を検討せず，「現実に悪い出来事が起こる」と思い違いをして思考のバランスを失うことだと言えるでしょう。

　次は「もし現実に悪いことが起こったらいかに悲惨であるか」ということから，「具体的に対処する方法」に意識を集中させるようギアチェンジをすることです。どれほど強い恐怖を感じているかにかかわらず，あなたは切り抜けることができます。どれほどその瞬間が不快だったとしても，時は過ぎ去るのです。要するに，破局視から抜け出すことの最終ステップは「現実に悪い出来事が起こっても，対処できる方法を創り出せるようになる」ということです。例えば，仕事で悪い評価を受けたり，仕事を失ったり，車や家を買ったときに間違った選択をしたことに気づいたり，子どもを亡くしたり，といったときに，あなたはどうすることができるか，考えてみましょう。はじめはとても不安になるかもしれないということを覚えておいてください。特にその出来事が自分の責任だと感じているとすれば，なおさらです。このような状況において，（1）その出来事は起こりそうもないことであり，（2）悪い出来事の責任のすべてがあなたにある

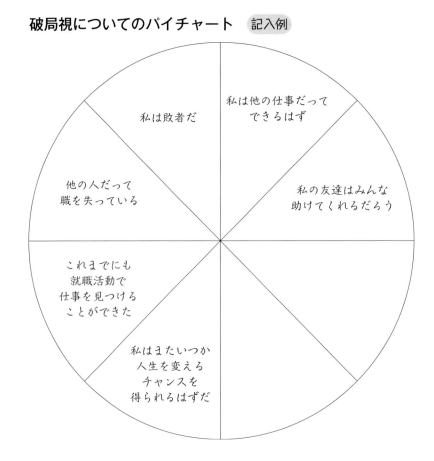

わけではなく，（3）悪い出来事は誰にでも起こることであり，（4）いかなる出来事にも対処法があるものだ，ということに気づくことが目標となります。

　実際，過去に，これらの思考と関連した極度の不安のために，問題解決に必要なことに集中できず，何か別のことについても極端な思考をするようになってしまったことがあるかもしれません。例えば「愛する人を失うことを考えて不安になり，その他の特に重要でないことまで心配になった」という経験はないでしょうか。

　ここで，あなたにお願いしたいのは，最も恐れていることに正面から対峙することです。そして，その内容がネガティブであればあるほど，まっすぐに向き合い，対処する方法を探すことです。次の章でより詳しく検討していきますが，このような思考をしていくことで，不安を引き起こしにくいものの考え方ができるようになり，しっかりと向き合って対処法を考えられるようになるでしょう。

破局視についてのパイチャート

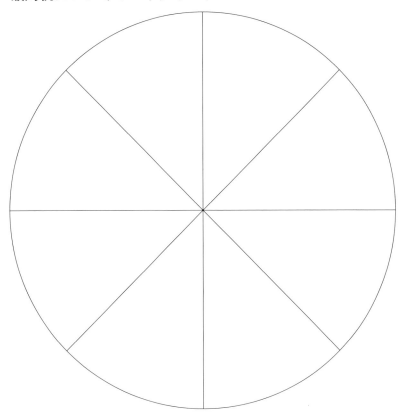

◆ 不安の記録（リアル・オッズ＆コーピング）　記入例

日付：4/15（金）　　不安になり始めた時間（午前・㊎）　　10:00
　　　　　　　　　　不安がおさまった時間（午前・㊎）　　11:30

最もつらかったときの不安を点数化しましょう（数字に丸をつける）

　　0 --- 10 --- 20 --- 30 --- 40 --- 50 --- 60 --- 70 --- ㊏ --- 90 --- 100
　全く不安を　　　軽度　　　　中等度　　　　　　重度　　　かなりひどい
　感じない

下記の症状のうち，あなたが経験したものにチェックをつけましょう

　　　落ち着かない，緊張や興奮を感じる　　　　✓
　　　疲れやすい　　　　　　　　　　　　　　＿＿＿
　　　集中力の低下，ぼーっとする　　　　　　　✓
　　　イライラする　　　　　　　　　　　　　　✓
　　　筋肉の緊張（肩こりなど）　　　　　　　　✓
　　　睡眠障害　　　　　　　　　　　　　　　＿＿＿

「きっかけ」（不安を　　娘が友達と出かけてしまったきり，電話をくれなかった
引き起こした出来事）

不安なときの思考　　　娘は交通事故にあって，重症で意識不明になったのかもしれない

　　　　　　　　　　　リアル・オッズ（0-100の点数で）　　　3

その他の可能性に　　　娘は友達と楽しく過ごしているのだろう。
ついての考え　　　　　電話をするのを忘れているようだが，そのうちかけてくるだろう

コーピング方法　　　　もし事故にあって怪我をしたとしても，私が手助けをしよう

不安なときの行動　　　電話の近くで待ち続けた

◆ 不安の記録（リアル・オッズ&コーピング）

日付：＿＿／（　）　　　不安になり始めた時間（午前・午後）＿＿＿＿＿＿

　　　　　　　　　　　　不安がおさまった時間（午前・午後）＿＿＿＿＿＿

最もつらかったときの不安を点数化しましょう（数字に丸をつける）

　　　0 --- 10 --- 20 --- 30 --- 40 --- 50 --- 60 --- 70 --- 80 --- 90 --- 100

　　全く不安を　　　　軽度　　　　　中等度　　　　　重度　　　　かなりひどい
　　感じない

下記の症状のうち，あなたが経験したものにチェックをつけましょう

　　　　落ち着かない，緊張や興奮を感じる　　　＿＿＿＿＿

　　　　疲れやすい　　　　　　　　　　　　　　＿＿＿＿＿

　　　　集中力の低下，ぼーっとする　　　　　　＿＿＿＿＿

　　　　イライラする　　　　　　　　　　　　　＿＿＿＿＿

　　　　筋肉の緊張（肩こりなど）　　　　　　　＿＿＿＿＿

　　　　睡眠障害　　　　　　　　　　　　　　　＿＿＿＿＿

「きっかけ」（不安を　　＿＿＿＿＿＿＿＿＿＿＿＿＿＿＿＿＿＿＿＿＿＿＿＿
引き起こした出来事）　＿＿＿＿＿＿＿＿＿＿＿＿＿＿＿＿＿＿＿＿＿＿＿＿

不安なときの思考　　　＿＿＿＿＿＿＿＿＿＿＿＿＿＿＿＿＿＿＿＿＿＿＿＿
　　　　　　　　　　　＿＿＿＿＿＿＿＿＿＿＿＿＿＿＿＿＿＿＿＿＿＿＿＿

　　　　　　　　　　リアル・オッズ（0-100の点数で）　＿＿＿＿＿＿

その他の可能性に　　　＿＿＿＿＿＿＿＿＿＿＿＿＿＿＿＿＿＿＿＿＿＿＿＿
ついての考え　　　　　＿＿＿＿＿＿＿＿＿＿＿＿＿＿＿＿＿＿＿＿＿＿＿＿

コーピング方法　　　　＿＿＿＿＿＿＿＿＿＿＿＿＿＿＿＿＿＿＿＿＿＿＿＿
　　　　　　　　　　　＿＿＿＿＿＿＿＿＿＿＿＿＿＿＿＿＿＿＿＿＿＿＿＿

不安なときの行動　　　＿＿＿＿＿＿＿＿＿＿＿＿＿＿＿＿＿＿＿＿＿＿＿＿
　　　　　　　　　　　＿＿＿＿＿＿＿＿＿＿＿＿＿＿＿＿＿＿＿＿＿＿＿＿

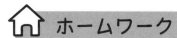 ホームワーク　　　　　　　　　　　　　　　　　　　　　　　Homework

- 「毎日の気分の記録」と「不安の記録」の用紙を用いて，日々の記録を継続しましょう。
- リラクゼーション法の練習をし，「リラクゼーションの記録」に評価を記録しましょう。
- 以下の両方の方法を用いて，不安の思考と向き合いましょう。
  (1) 根拠を問い，異なる考え方を検討し，リアル・オッズを計算する。
  (2) 最悪の事態が起こる可能性を検討し，異なる考え方と対処法を見つける。
- 新しい記録用紙「不安の記録（リアル・オッズ＆コーピング）」を使い始めましょう。この用紙には，異なる考え方を記録することに加えて，あなたの不安な考えが現実となる可能性（リアル・オッズ）と，悪い出来事への対処法（コーピング）を記載する欄が設けてあります。

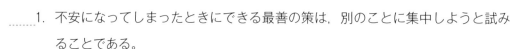 セルフチェック　　　　　　　　　　　　　　　　　　　　　　Self check

次の質問に○または×で答えましょう。回答は，付録のページにあります。

_____ 1. 不安になってしまったときにできる最善の策は，別のことに集中しようと試みることである。

_____ 2. リコール・リラクゼーション法とは，深い集中力とリラクゼーションの感覚を思い浮かべることを通じて，リラックスした状態になる方法である。

_____ 3. 破局視から抜け出すということは，最悪の事態と向き合い，対処法を見出すことである。

_____ 4. 自分の思考を変えるということは，ポジティブ思考をすることである。

_____ 5. 実際の根拠を問い，対処法を評価することは，不安な思考に対峙する方法である。

第8章 心配するという行動の本質をつかむ
――恐れに向き合うということ――

> **目標**
> - これまでの記録を見直し,「プログレス・ノート」に情報を追加する
> - キュー・コントロールド・リラクゼーション法を学ぶ
> - 現実的な思考をする方法を学ぶ
> - 想像曝露を学ぶ
> - 記録を継続する
> - セルフチェックを行う

記録の見直し

　先週の記録を見直し,データを「プログレス・ノート」に書き足しましょう。不安を感じるたびに記録をすることができましたか？　そして,思考の根拠を問い,悪い出来事に対処する力を評価することができましたか？　もしそうでなければ,今週はその2つに時間を費やし,ご自身の思考をより細かくモニタリングして向き合ってみてください。前にも触れたように,このプログラムは一連のつながりを持って進んでいきますので,それぞれの新しいステップを学ぶときには,以前習得したものが大切な役割を果たします。危険を過剰に予測することや破局視(結論に飛躍し,最悪の事態を考える)の概念を自身の不安の思考と関連づけることができる力が,必要となってきます。自分の思考と積極的に向き合うことは努力を要するかもしれませんし,はじめは不自然に思えるかもしれません。しかし,練習をすることで,よりしっかりとした現実的な思考を身につけることができます。前述のように,不安の思考が頻繁に頭に浮かんできてしまう

原因は，それが癖として繰り返され，自動的に現れるようになってしまっているからです。不安の思考の代わりに現実的なものの考え方を新しい癖にしていくためには，例えば新しい言語を習得するときのように，練習をして慣れることが大切なのです。繰り返すことで，新しい方法はあなたにとってより自然なアプローチとなり，あなたは自分の不安の思考を変えようと必死にならなくても済むようになるでしょう。自然に対処できるようになるのです。

リラクゼーション

　もし，4個の筋肉のグループのリコール・リラクゼーション法を習得でき（5分間の集中と整った呼吸法），中等度のリラクゼーションの評価を達成できているとしたら（評価の点数が50以下），次はワンステップでリラックスする方法に進みましょう。4個の筋肉のグループのリコール・リラクゼーション法をもう少し練習したいということでしたら，ワンステップでリラックスする方法は来週取り組むことにしてもかまいません。

　ワンステップでリラックスする方法は，「キュー・コントロールド・リラクゼーション法」と呼ばれ，これまで行ってきたすべてのリラックス法，特に「リラックス」の言葉を思い浮かべながら実際にリラックスするという部分を基にしたものです。今度は「リラックス」という言葉のみでリラックスした状態になります。ワンステップの方法では，ゆっくりと何回か息をして，息を吐くときに「リラックス」の言葉を自分に言い聞かせながら，全身をリラックスさせていきます。普段と違う深呼吸をするのではなく，ゆったりとスムーズな呼吸をしましょう。息を吐くとき，身体中の緊張を手放し，まるでうなだれるかのように，力を抜いた姿勢になってリラックスしてください。4，5回の呼吸とそれに合わせた「リラックス」の言葉を練習しながら，身体の緊張をほぐします。リラックスしている感覚に集中しましょう。

　今週の残りの数日は，キュー・コントロールド・リラクゼーション法を一日に何回か，静かで安心できる場所以外の場所でもやってみましょう。トレーニングはほぼ終わりの段階に入り，最後のステップとしてあなたの練習の場をリラックスしにくい場所にも広げていきます。他の雑音や人が存在する場所でリラックスすることは，周囲のものから（精神的に）自分を切り離してリラックスするための集中力を試すことだとも言え

ます。家で，信号待ちで，職場の机で，または映画館で，キュー・コントロールド・リラクゼーション法の練習をしてみましょう。できるだけたくさんやってみることをお勧めします。今後は，「リラクゼーションの記録」の用紙を使う必要もありません。

キュー・コントロールド・リラクゼーション法の手順
1. 緊張に気づいたとき，身体に意識を払い，4，5回呼吸をします。
2. 息を吐くたびに，「リラックス」という言葉を自分に言い聞かせます。
3. それぞれ息を吐くときに，緊張を解いていきます。
4. リラクゼーションの感覚に集中しましょう。
5. ゆっくりと，整った呼吸を維持します。
6. 自宅，職場，交通渋滞，列に並んでいるとき，といった様々な場面でこのワンステップの方法を練習します。
7. 一日の中の可能な限りたくさんの場面において，何回もこのテクニックを使ってみます。

恐れに向き合う：不安を一口かじってみましょう

　これまでは不安になったときにその考えをコントロールすることが目標でした。次の目標は，意図的に不安の背景にある悪い出来事のイメージと向き合い，不安から受ける影響を減らしていく力を習得することです。第2章で説明したように，頭の中にある出来事について，それらがあたかも本当に起こるかのような破局的なイメージを持つことで，多くの不安の思考が引き起こされることが証明されています。例えば，あなたの心配事が子どもの安全だったとします。すると，その心配は，子どもの怪我や，あなたが無責任な親だと責められる，といった考えと結びついてしまう可能性があります。破局的なイメージは，それらの出来事が起こる場面を，あたかも目に見えるかのように想像することで生じます。このようなイメージはたいてい高いレベルの不快感をもたらすので，多くの人が，子どもの安全を確認しなくてはとか，学校へ電話をしなくてはといった考えから注意を逸らすことが難しくなります。ただ心配するだけで，破局的なイメージが伴わなければ，精神的な苦痛は強くはないのですが，破局的な解釈やイメージを伴ってしまうことが多いので不快感も伴うのです。また，心配しているときにそのような

イメージを取り除こうとしても，どうしても浮かんできてしまうものです。これに対処するためには，恐れに向き合う方法を習得することです。曝露（恐れている感覚をあえて感じること）を通して不安が減るということが報告されていますので，この章の私たちの目標は，最も恐ろしいイメージを意図的に思い浮かべるという「想像曝露」を繰り返し練習することとなります。恐れていたイメージが浮かんだときに具体的に何が起こるのかを考え，不安が軽減するまで繰り返し想像曝露を行うことをお勧めします。

最も恐ろしく極端なイメージを把握するために「最悪のシナリオとは何か？」と自分に問い，一連の心配事を思い浮かべたうえで想像曝露に取り組む必要があるでしょう。これは前章で取り組んだ，思考の中の破局視を見つけることの延長でもありますが，今回は心配事を箇条書きにするのではなく，頭の中に浮かぶイメージや情景に意識を集中させます。最も恐ろしいイメージとは，あなたの頭に浮かんでくる，瞬間的な，極端な，破局的なイメージ（例えば家族が亡くなる，ホームレスになり路上で暮らす，会社の人皆の前で恥をかかされる）などを指します。それぞれの心配事のテーマに対し（例えば，家族，仕事，健康など），破局的なイメージを明らかにしていきましょう。それぞれの心配と，それに結びついているイメージをできるだけ詳しく，あたかもそれが実際に起こったかのように詳細に述べてみましょう。あなたがイメージする場面と，腹部の違和感のような身体的感覚（その他の例：胸がドキドキする，または息切れがする，など），そしてその状況に対してあなたが行った意味づけ，例えば「私は偽物で，負け犬だ」といった考えも書き出します。次に書く内容は，例えば「数年分の仕事の評価を受け，私の上司は私のことをミスが多すぎて，仕事も遅く，標準的なレベルに達していないと言った。私はクビになり，アパートの家賃を払えなくなり，他に住むところを見つけられず路上に暮らすことになった。私は自分が精神的に不安定で，無能だからこのようになったのだと信じていた」といったものが挙げられます。次の「心配事のイメージの記述」の用紙を用いて，あなたの心配事のそれぞれのイメージを書いてみましょう。もう一度説明すると，それぞれのイメージについて，状況と身体の反応，あなたがその状況に対して行っている意味づけについて書き出します。異なるイメージを書けるように3つのスペースが設けてありますが，必要であればそれよりも多く書いてかまいません。

◆ 心配事のイメージの記述

シーン1：

　　　状況：　＿＿＿＿＿＿＿＿＿＿＿＿＿＿＿＿＿＿＿＿＿
　　　　　　　＿＿＿＿＿＿＿＿＿＿＿＿＿＿＿＿＿＿＿＿＿
　　　　　　　＿＿＿＿＿＿＿＿＿＿＿＿＿＿＿＿＿＿＿＿＿

　　身体の反応：＿＿＿＿＿＿＿＿＿＿＿＿＿＿＿＿＿＿＿＿＿
　　　　　　　＿＿＿＿＿＿＿＿＿＿＿＿＿＿＿＿＿＿＿＿＿
　　　　　　　＿＿＿＿＿＿＿＿＿＿＿＿＿＿＿＿＿＿＿＿＿

　　意味づけ：　＿＿＿＿＿＿＿＿＿＿＿＿＿＿＿＿＿＿＿＿＿
　　　　　　　＿＿＿＿＿＿＿＿＿＿＿＿＿＿＿＿＿＿＿＿＿
　　　　　　　＿＿＿＿＿＿＿＿＿＿＿＿＿＿＿＿＿＿＿＿＿

シーン2：

　　　状況：　＿＿＿＿＿＿＿＿＿＿＿＿＿＿＿＿＿＿＿＿＿
　　　　　　　＿＿＿＿＿＿＿＿＿＿＿＿＿＿＿＿＿＿＿＿＿
　　　　　　　＿＿＿＿＿＿＿＿＿＿＿＿＿＿＿＿＿＿＿＿＿

　　身体の反応：＿＿＿＿＿＿＿＿＿＿＿＿＿＿＿＿＿＿＿＿＿
　　　　　　　＿＿＿＿＿＿＿＿＿＿＿＿＿＿＿＿＿＿＿＿＿
　　　　　　　＿＿＿＿＿＿＿＿＿＿＿＿＿＿＿＿＿＿＿＿＿

　　意味づけ：　＿＿＿＿＿＿＿＿＿＿＿＿＿＿＿＿＿＿＿＿＿
　　　　　　　＿＿＿＿＿＿＿＿＿＿＿＿＿＿＿＿＿＿＿＿＿
　　　　　　　＿＿＿＿＿＿＿＿＿＿＿＿＿＿＿＿＿＿＿＿＿

シーン3：

　　　状況：　＿＿＿＿＿＿＿＿＿＿＿＿＿＿＿＿＿＿＿＿＿
　　　　　　　＿＿＿＿＿＿＿＿＿＿＿＿＿＿＿＿＿＿＿＿＿
　　　　　　　＿＿＿＿＿＿＿＿＿＿＿＿＿＿＿＿＿＿＿＿＿

　　身体の反応：＿＿＿＿＿＿＿＿＿＿＿＿＿＿＿＿＿＿＿＿＿
　　　　　　　＿＿＿＿＿＿＿＿＿＿＿＿＿＿＿＿＿＿＿＿＿
　　　　　　　＿＿＿＿＿＿＿＿＿＿＿＿＿＿＿＿＿＿＿＿＿

　　意味づけ：　＿＿＿＿＿＿＿＿＿＿＿＿＿＿＿＿＿＿＿＿＿
　　　　　　　＿＿＿＿＿＿＿＿＿＿＿＿＿＿＿＿＿＿＿＿＿
　　　　　　　＿＿＿＿＿＿＿＿＿＿＿＿＿＿＿＿＿＿＿＿＿

いくつかの最も恐ろしく極端なイメージについて書いたら，自分の記述を思い起こしながらそれぞれの不快さのレベルを0から100までの点数で表してみましょう。これらのイメージと繰り返し向き合うことで，あなたは何らかの新しい感覚を得られるでしょう。特に，情緒的な不快感が想像曝露を繰り返すうちに減ることや，イメージはただのイメージであり現実ではないということを学ぶでしょう。言い換えると，イメージを繰り返し思い起こすことで，あなたは自分がそれに対して抱いていた「意味」を変えることができます。例えば，交通事故のイメージを挙げてみると，あなたがそれに対して「今にも起こりそうだ」とか「自分が無能だから起こったのだ」という意味づけばかりをしていたら，とても不快でしょう。しかし，その情景を繰り返しイメージし曝露されていくうちに，イメージは現実を反映しているものではないと気づくでしょう。加えて，恐れているイメージと向き合い，最悪のシナリオが起こった後どのような展開が考えられるのかを自分に問うことで，現実にそれが起こる可能性や対処法を考え，これまでに習得したツールを用いて対処できるようになるでしょう。例えば，あなたが恐れているイメージが「職を失うこと」だとしたら，想像曝露の練習ではただこの出来事を想像することだけでなく，それが起こった後のことも想像します。例えば，あなたは1週間後，6カ月後，1年後に何が起こるか，想像してみるとよいでしょう。

イメージトレーニング

　想像曝露には，最悪の出来事が起こった場面を想像し，できるだけそのことに意識を集中させることがきわめて重要です。想像することを避けてしまうと，エクササイズの目的を台無しにしてしまうので，避けないでください。想像するスキルの練習は，始めは，不安を伴わない，心地良い場面を使ってみてもよいでしょう。できる限りその状況に身を投じて，映画を見ているような感覚ではなく，実際にその場にいるような感じで取り組みましょう。言い換えると，自分の周囲の物事や人を見て，音を感じ，身体的，感情的に状況を経験するということです。下記のような心地良いシナリオをイメージして，テクニックを練習します。これをするために，それぞれのシーンの説明を録音し，その録音を再生しながら目を閉じて状況をできるだけ鮮やかに想像するのもよいでしょう。この方法を2～3回繰り返し，想像しているときの身体の感覚に集中することを忘れないでください。

シーン 1

　あなたは窓際に座っています。窓は正方形で，1枚のきれいなガラスでできています。黄色と白のチェックのカーテンが両側にあります。あなたはやわらかいソファーに座っており，快適でリラックスしています。あなたのひじは窓の下の溝に乗せられ，あなたの手は顎の下で組まれています。太陽の光が窓から差し，あなたの顔や手を照らします。暖かく，太陽の光は輝いています。あなたは目を閉じて，暖かな太陽を感じています。

シーン 2

　あなたは四角い部屋に入っていきます。壁と天井はすべて深い青色です。床には青いカーペットがあります。裸足の下のカーペットは柔らかいです。部屋には真ん中に飾り気のないテーブルが1つある以外は何もありません。テーブルの上にはきれいなガラスのピッチャーに入った水と，氷がたくさん入ったきれいなグラスがあります。あなたは喉が渇いていたので水を見て嬉しくなりました。喉が渇いています。あなたは机に向かって歩いていき，片手でピッチャーを，もう片方の手でグラスを持ちました。グラスを水で満たしてピッチャーをテーブルに戻し，グラスをすすると，冷たい水がゆっくりと喉を潤します。あなたは冷たい水を飲み続け，渇きが癒されていくのを感じています。

シーン 3

　夏です。あなたは丘の上を歩いています。あなたはユリの花の咲く土の小道を歩いています。ユリは鮮やかな黄色で，風とともにその香りがします。その日は暑く，あなたの足は疲れています。土は柔らかく，歩くのは楽ではありません。あなたは少し汗をかきはじめ，額（おでこ）を手の甲で拭います。あなたの手の甲は少し濡れています。あなたは丘の頂上に近づき，急ぎ始めました。てっぺんに近づくと心臓の鼓動が速くなります。頂上には木の下に柔らかな芝生の部分があります。あなたは芝生の上に座って休憩をとります。あなたが通ってきた小道の黄色いユリを眺めています。

お分かりのように，それぞれのシーンは感覚を引き起こしやすいように記述されています。あなたが恐ろしいイメージを想像するときには，その状況の説明やあなたがそれに見出した意味とともに恐怖の反応（恐ろしい感覚）が生じます。ここでは，その逆の，心地良くリラックスできるようなイメージと，それによる身体の感覚を体験しましょう。何度かこれらの心地良いシーンを想像する練習をしたら，次は，実際の想像曝露に取り組んでいきます。

想像曝露の手順

　想像曝露を行うときは，特定のステップをセットで用います。前述の心地良い場面を想像する練習の後，以下の方法を行うことを忘れないでください。

1. 最も不快感の少ない心配事を想像することから始めましょう。自分の記録（心配事のイメージの記述，p.119）を読み，椅子にゆったりと腰掛け，目を閉じてその出来事があたかも起こったかのように想像してみます。例えば，あなたのパートナーが意識を失ってしまい，車のハンドルの上にドスンと倒れ込んでしまったとします。その場に居合わせたあなたは，力が抜け，お腹が痛くなり，気を失ってしまいそうです。あなたがこの想像上のシナリオに行った意味づけは「彼または彼女を，仕事の後，夜遅くに車で帰宅させるべきではなかった」「自分が責められるだろう」という内容だったとしましょう。
　もう一度言いますが，その場面をあたかも現実に起こったかのように鮮やかに想像することと，状況を含めてあなたの恐怖の反応の感覚とその想像上の状況に対してあなたがどのような意味づけを行っているのか，その両方を考えることが大切です。

2. 約30秒ほど取り組んだら，そのイメージの鮮明さや明確さ，あなたが経験した不安の最大値を0から100までの点数で評価しましょう。0はほとんど何もイメージがわかなかった，または不安にならなかった，100はとても鮮明にイメージすることができ，激しい不安を伴った，ということです。これらの評価の例は，「想像曝露の記録」を参照してください。

3. もし想像してもイメージが明確にならず,鮮明さの点数が50より低い評価になってしまったら,もう数分間,想像曝露を行いましょう。自分自身をその状況に置く,ということを忘れず,傍観者になるのではなく参加者として取り組み,想像上の経験において生じる恐怖の反応の感覚や感情に集中しましょう。もしそれでもイメージが漠然としたままであれば,前述の心地良いシーンに戻って練習しましょう。不快な場面を想像するときにあなたが選んだ内容が十分に恐ろしいものでなかった場合には,想像の内容が明確にならない可能性があります。そのような場合には,リストの2番目に書き出した不快なイメージに変更して取り組みましょう。また,その逆で,内容が恐ろしすぎてあなたの頭がその恐怖を実際に経験することを避けてしまい,明確に思い浮かべられないという可能性もあります。そのような場合には,「それはただの想像であり,集中することで,その恐ろしい場面は現実ではないとわかるのだ」と自分を安心させながら想像曝露を継続しましょう。

4. 感情を呼び起こすことができるくらい鮮明に想像することができるようになったら(同時に不安ももたらされることになります),次の目標は意図的にそのイメージを5分間続けて,自分の不安を観察することです。このスキルを習得するためには「心配事の記述」の用紙を用いて,そのイメージを詳細に記したものを繰り返し読む必要があるかもしれません。その記述を読み,目を閉じてあたかもそれが実際に起こったかのように出来事を想像します。5分間経過したことを知るためにタイマーを用いてもかまいません。出来事を想像するときには,そのイメージによって実際にもたらされたどんな感情も,あるがままに経験することとしましょう。イメージもあなたの感情も,変えようとしてはいけません。この段階で一番大事なことは,あなた自身がイメージやそれに関連した感情と向き合うことです。イメージに繰り返し曝露されることで,それが生み出す不快感やあなたが行っていた意味づけは,きっと変化します。もしその5分間のあいだに注意が散漫になってしまったら,想像上の状況や感情,身体の反応やあなたが状況に対して行った意味づけに対し,シンプルに意識を集中させましょう。そして,イメージの内容を観察し,それによって生み出されたいかなる感情をも経験すること

です。

5. 5分間の想像を終えたら，何回かゆっくりと腹式呼吸をして，キュー・コントロールド・リラクゼーション法に取り組みます。「リラックス」の言葉を思い浮かべながら，身体をだらりとさせ，力を抜いていきます。そして，先ほどのイメージについて以下の項目を自分に問うのです。
   - この出来事を想像したからといって，それが実際に起こるかどうか？
   - もしこの想像上の出来事が起こるとしたら，どのように対処するか？
   - 自分はこの想像上の出来事のどの部分を拡大解釈してしまっているか？
   - この想像上の出来事が現実に起こりそうな確率はどのくらいか？

   自分自身にこれらの質問を問いかける目的は，想像曝露をしている間ずっと「それはただの想像である」ということを認識し続け，より現実的な解釈と対処法を身につけることです。

6. リラクゼーション法を行い，これらの質問に答えることができたら，想像曝露のエクササイズをもう一度行いましょう。記録を読み，その出来事があたかも起こっているかのように30秒ほど想像します。イメージの鮮明さとイメージに伴う不安のレベルを評価しましょう。幾分かの不安を伴うほどの鮮明なイメージを想像することができたら，5分間そのイメージを継続します。今回は，その出来事だけを想像するのではなく，それが本当に起こった翌日はどのようになりそうか，その翌週は，翌月は，と考えてみましょう。言い換えると，あなたがその出来事に対して実際にどのように対処するのかという段階まで想像するということです。例えば，あなたが職を失ったとしたらその1週間後，1カ月後は何をしているでしょうか？

   それでは，キュー・コントロールド・リラクゼーション法の練習をし，先ほどの質問項目を自問自答しましょう。あなたは想像曝露への反応として生じた不快感が減るにつれて，その出来事を想像する力自体も弱まることに気づくかもしれません。これは，イメージの鮮明さが呼び起こす感情の強さと関連しているということから予想可能なことです。想像曝露を練習すればするほど，恐怖感は和らぎ，鮮明さも薄らいでいくことでしょう。

7. 0から100までのスケールで評価をし，あなたの不安の点数が25以下になるまで繰り返し練習しましょう。それができたら，不快な出来事リストの次の項目について，想像曝露のはじめのステップから取り組みましょう。

これから1〜2週間のあいだ，想像曝露を毎日（1日3回5分間）行うことをおすすめします。想像曝露を1〜2週間練習するまでは次の章に進むのを待ちましょう。

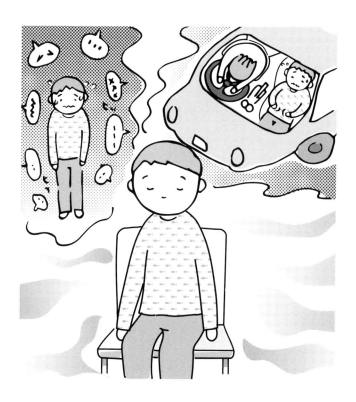

◆ 想像曝露の記録 記入例

日付	イメージの内容 （キーワードのみでよい）	鮮明さ （0-100で評価）	不安の最大値 （0-100で評価）
6/5（月）	夫が他界する	95	85
6/6（火）	夫が他界する	90	70
6/7（水）	夫が他界する	80	40
6/8（木）	夫が他界する	70	20
6/9（金）	路上生活をする	90	80
6/10（土）	路上生活をする	80	40
6/11（日）	路上生活をする	70	25

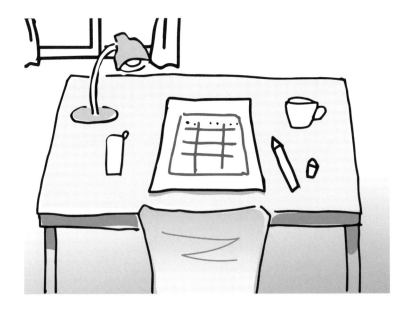

◆ 想像曝露の記録

日付	イメージの内容 （キーワードのみでよい）	鮮明さ （0-100で評価）	不安の最大値 （0-100で評価）
/　（　）			
/　（　）			
/　（　）			
/　（　）			
/　（　）			
/　（　）			
/　（　）			
/　（　）			
/　（　）			
/　（　）			
/　（　）			
/　（　）			
/　（　）			
/　（　）			
/　（　）			
/　（　）			
/　（　）			
/　（　）			
/　（　）			
/　（　）			
/　（　）			
/　（　）			

想像曝露を難しいと感じる可能性

　以下は想像曝露をするにあたり，難しいと感じる可能性についてリストアップしたものです。いくつか，これまでに述べたものも含まれています。

1. 最悪の出来事を想像する場合に，恐怖を感じたり想像することに熟練していなかったり，または不安を生むのに適したイメージを選んでいなかったりという理由で，極力鮮明なイメージを想像するということが難しい場合があります。もし特定の出来事を想像することが怖いと感じたら，イメージと事実を混同しないようにすることを思い出してください。恐ろしいことを意図的に想像することは，その出来事が現実になるということではありません。また，繰り返し練習することで，あなたが感じる不快感は減るということも覚えておいてください。もしあなたが想像することそのものに難しさを感じていたら，心地良い場面で練習をし，それぞれのシーンに伴って生じる異なる感覚に意識を集中させてみましょう。もしその想像曝露が十分な不快感を伴わず，イメージが広がらなかった場合には，もっと不安や不快感を引き出せるような別の内容を見つけましょう。

2. 想像曝露はイメージの内容が抽象的すぎると効果がないことがあります。できる限り詳しく想像してみましょう。例えば，もしそのイメージが「将来」についてだとしたら，「5年後，無職でお金もなく，家を失う」というように具体的にすることです。

3. 時に想像曝露はほんの少ししか不安を伴わないことがあります。これはそのイメージが鮮明にならない場合（鮮明さは練習と，積極的に不快感を経験しようと思うことでもたらされます），または逆に，想像曝露がすぐに効果をもたらし，あなたが客観的に物事を見ることができるようになった場合が挙げられます。つまり，破局的なイメージに直接向き合うように自分を仕向けることで，その想像の内容は起こりそうもない出来事だということや，もし起こったとしても対処できそうなことである，または想像はあくまでも想像にすぎないのだ，と認識できるようになっているということです。もし，そうだとしたら，あなたは特定の内容について目標を達成することができたと言え，次のレベルの不快なイメージのリ

ストの内容に進むことができるでしょう。不快な気持ちになる内容を想像することを避けないで，きちんと取り組むことを心がけましょう。

4. その他，あなたが難しいと感じる可能性のあることとしては，想像曝露を繰り返し練習しても，不快な感情が少ししか減らない，または全然減らない，ということが挙げられます。想像しているイメージの内容が次から次へと変化してしまうとこのようなことが起こるかもしれません。1つの出来事の想像曝露を不快感が減るまで繰り返し，それから次の出来事に取り組むようにしましょう。

5. 最後の可能性としては，シンプルに，前述の方法で書き出したりイメージを記録したりしたものの内容が，不快な感情を生み出すのに十分ではないのかもしれません。時には，例えば新聞や雑誌で死についての物語を読む，交通事故や強盗事件に遭う，などといった実際の生活上のきっかけが必要なこともあるでしょう。新聞にはこのような情報がたくさんありますし，こういった理由であなたは新聞を避けるということを学習してしまっていたのかもしれません。今こそ，その恐れを乗り越える時が来たのです。新聞の内容の中のあなたの破局的な考えに関係のありそうなものを見て，恐れている破局的な出来事について想像曝露をしてみるとよいでしょう。

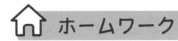 ホームワーク　　　　　　　　　　　　　　　　　　　　Homework

- キュー・コントロールド・リラクゼーション法を，可能なときにはいつでもどこでも練習しましょう。
- 現実的なものの考え方を，リアル・オッズや異なる可能性を考える方法，不安な思考への対処法などを検討しながら，応用していきましょう。
- 想像曝露のエクササイズを少なくとも1日1回，3つの出来事のイメージを用いて，それぞれ5分ずつ行いましょう。2つ目，3つ目のイメージを想像するときには，それが起こった日時を過ぎたら翌日はどうなるのか，1週間後は，1カ月後は……と広げて想像してみましょう。「想像曝露の記録」の用紙を用いて，練習を記録しましょう。
- 「不安の記録（リアル・オッズ＆コーピング）」と「毎日の気分の記録」を使い続けましょう。

 セルフチェック　　　　　　　　　　　　　　　　　　Self check

次の質問に○または×で答えましょう。回答は，付録のページにあります。

　1. あなたの心配事の最悪の結果を想像することは，どんな犠牲を払ってでも避けるべきである。
　2. 恐れている出来事を想像して向き合うときには，できるだけ心を平穏に保つのがベストである。
　3. 想像している間ではなく，終えた後にリラクゼーションと現実的なものの考え方をするべきである。
　4. 破局的な出来事を想像することで，あなたは自然と不安が高まるだろう。
　5. キュー・コントロールド・リラクゼーション法は毎日同じ場所，同じ時間に行うべきである。

第9章　恐れを乗り越え，行動する

> **目標**
> - これまでの記録を見直し，「プログレス・ノート」に情報を追加する
> - キュー・コントロールド・リラクゼーション法を応用し，不安を感じたときはいつでも使えるようにする
> - 「不安によってもたらされる行動」の用紙に記入する
> - 記録を継続する
> - セルフチェックを行う

記録の見直し

あなたはこの1～2週間のあいだ，キュー・コントロールド・リラクゼーション法と現実的な物事の考え方（リアル・オッズを考える，異なる考えを検討する，コーピングの方法を見出す）をいたるところで行いながら，想像曝露の練習に時間を費やしてきたことでしょう。その間のデータを「プログレス・ノート」に書き足しましょう。このプログラムを始めた頃から見られているパターンを検証しましょう。この数週間にわたり想像曝露を練習してきたことで，あなたの不安のレベルや不安になる出来事の数が一時的に増えている可能性があります。なぜなら，あなたは最も恐れていることに意識を向けるような試みをしてきたからです。しかしこの不安は，減っていきます。想像曝露を行うことに慣れると，恐れていたものはただの想像であることに気づき，不安も減ることでしょう。

キュー・コントロールド・リラクゼーション法の練習をできる限り異なる場面で行っ

てみましたか？　この方法は，自分が適切な方法でできているかどうかを心配してしまうとうまくいきません。また，完璧にリラックスしなくてはならないとか，物事がうまくいかず大惨事になるだろうと信じ込んでしまっていても，うまくいかないでしょう。もしもあなたがリラックスしようとするたびに必死になっているとしたら，ほぼ確実にリラックスすることはできないでしょう。思い出してください，リラクゼーションは自分を落ち着かせるために有用な方法ではありますが，「できなければ生き残っていけない」というようなものではありません。次に，リラクゼーションのための最後のステップとして，キュー・コントロールド・リラクゼーション法を一日中，緊張や不安を感じたときはいつでも用いるようにしていきます。これまでに，あなたはこれらの方法をリラックスしやすい状況と，しにくい状況との両方で用いてきました。最後の段階では，キュー・コントロールド・リラクゼーション法を緊張を感じたらいつでも行うようにするのです。筋肉の緊張が高まるのを感じるときには，仕事中でも，車の中でも，または子どもを寝かしつけようとしているときでも，何回かゆっくりと腹式呼吸をして，息を吐くたびに「リラックス」の言葉を繰り返し，身体の緊張を解き放ちましょう。このように不安や緊張をちょっとした場面で解消するサイクルを身につけることで，そのときどのようなことを扱っていても，あなたは異なるものの見方をできるようになるでしょう。実際にどのように行うかというと，あなたが不安や緊張に気づくたびに，まずキュー・コントロールド・リラクゼーション法を用いて，そして自分自身に以下の問いかけをするのです。自分が心配していることとは何か？　それが実際に起こる確率は？　起こりうる最悪の状況は？と。

想像曝露

　前章で説明した想像曝露の方法を用いて，あなたのリストの残りの項目に取り組みましょう。やり方を復習しますと，最悪のシナリオを，あたかもそれが今起こっているかのように，その状況の詳細やあなたの身体の反応，あなたがその状況に対して行っている意味づけも含めて想像します。約30秒後，その鮮明さや伴う不安の高まりを評価します。もし想像が十分に鮮明であれば，約5分間，その状況をあたかも今起こっているかのように想像します。もしあなたの心に迷いがあるのであれば，その状況やあなたの反応，あなたが行ったその状況への意味づけに意識を集中させることに戻ってみましょ

う。もし状況を鮮明に想像することが難しければ，あなたの想像曝露の記述用紙に戻り，状況を思い起こしましょう。そして，目を閉じてあたかもそれが起こっているかのように想像するのです。5分後，キュー・コントロールド・リラクゼーション法を練習し，前章で報告した質問の項目をひととおり考えてみましょう。この出来事を想像したからといって，実際に起こるのか？ もしそれが起こったら，どうやって対処するのか？ この想像上の出来事をどのポイントで過剰に大きく捉えてしまっているのか？ この想像上の出来事が事実になる可能性はどのくらいあるのか？ そして，5分間の想像曝露をこの後2回行い，それぞれ，想像上の悪い出来事が起こったときに，自分自身がうまく対処している場面を想像するようにしましょう。この想像曝露の目標は，イメージに対する感情的な不快感を減らし，それはただのイメージであり想像上の出来事は起こりそうにもないことや，もし起こったとしてもなんらかの方法で対処可能であることを認識して，イメージしているものの影響の大きさを再評価するスキルを習得することにあります。

不安によってもたらされる行動

　不安や心配をコントロールするための次のステップは，日々のあらゆる状況において取り組みをすることです。第3章で，不安がもたらす行動とは，（1）悪い出来事が起こることを防ぐ，（2）自分自身が心配をしなくて済むようにする，（3）再保証を得る（安全を確かめるための行動），といったものであることを説明しました。これらの行動は小さな，取るに足らないもののように思えるかもしれませんが，不安や心配を維持するのに大きな役割を果たしてしまいます。もしあなたがこれらのタイプの行動を自分と自分の家族の安全を確保するためや，心配事が起こる可能性を最小限にするため，または再保証を得るためにしてしまっているとしたら，あなたの心配していることはほとんど起こらないであろうということや，もし起こってしまっても対処可能であるということを学ぶ機会を自分で得られないようにしてしまっていることになります。言い換えると，これらの不安の行動は心配をより強固なものにしてしまうということになります。悪い出来事が起こるのを防ぐための行動の例は，毎晩職場に夜遅くまで残り，翌日にやるべきことが終えられずに叱責されないようにする，といったことが挙げられます。心配しなくて済むようにするための行動の例は，責任を負うと不安になるため，それを恐

れて責任を大きく感じるようなことを避ける（回避），などです。再保証を得るための行動の例は家族の安全を一日中確認する，などです。

　もちろん，いくつかの安全確認や回避の行動は重要であり意味のあるものです。例えば，もしもあなたが危険な地域に住んでいるとしたら，より心配し，より注意深く子どもの安全を確認することは当然のことと言えるでしょう。もし，その地域に非行集団がいるとしたら，大人の付き添いなしで子どもに屋外を歩かせないことは意味のあることと言えるでしょう。しかし，もしあなたの住む地域が安全であるとしたら，子どもをそこまで保護する必要はないでしょう。同様に，もしあなたのパートナーが健康であるとしたら，一日中，定期的にそれを確認する必要はないでしょう。そして，予期せぬ訪問者に悪い評価をされることを防ぐために，家を完璧にきれいにしておく必要も，おそらくないでしょう。「不安によってもたらされる行動」の用紙に，不安によってもたらされて過剰になってしまっていると気づいた行動のすべてを挙げてみましょう。過去数週間の「不安の記録」を用いて，最もよくみられるあなたの行動を見つけ出しましょう。不安によってもたらされる行動は様々な形となって現れることがあります。例えば，確認や，再保証を求める行動，心配になることを恐れて，さらに要求されたり責任を負わされたりすることに対して「No」と言ってしまうこと（回避），家族を心配するあまり過保護になること，クビになることを恐れて仕事において過剰な努力をすることなどが挙げられます。「不安によってもたらされる行動」の用紙の記入例を以下に示します。それぞれの不安によってもたらされる行動に対し，あなたは不安に左右されない行動を書き出す予定ですが，現時点ではその部分は空欄にしておきましょう。

　この行動のリストから，不安によってもたらされた行動を適切な行動に置き換えるための一連の課題を作ります。特定の例を挙げると，あなたの不安によってもたらされた行動が「遅れるのが怖くて約束よりも常に早く到着すること」だとしたら，課題は「少し早めではなく，時間ぴったりに到着すること」です。同様に，もしあなたの不安の行動が「一日中家族の様子を確認してしまうこと」だとしたら，課題は例えば「1日1回など，確認をする回数を限定すること」です。もし不安によってもたらされた行動が，我が子の安全を心配するあまり（相手のご両親を知っていて信頼していたとしても）「絶対に友達の家に泊まらせないこと」だとしたら，練習は，「子どもを友達の家に泊まらせてあげること」です。もし不安によってもたらされた行動が「すべてのものがきれいに整頓されていないと家を出発できないこと」だとしたら，練習は「少なくとも1つ

のことをやり残したまま家を出ること」です。もし，「交通事故のときにラジオ局に自分の夫の安否を問い合わせること」だとしたら，練習は「問い合わせをしないようにすること」です。もし「毎晩職場に遅くまで残ってすべての仕事を終え机がきれいになるまで帰宅しないこと」だとしたら，練習は「仕事を残し，机が片づかないまま帰宅すること」です。もし「楽しく過ごせないかもしれないと心配になり友人を家に招くのを避けている」としたら，練習は「あなたの家に友人に集まってもらうこと」です。もし不安が原因で「今乗っている車のコンディションが悪いうえ，資金があるのに車を買うことを避けている」のだとしたら，行動の課題は，「新しい車を買う準備を進め，どの車を買うかの意思決定にまつわる不安に対処すること」です。もし「何かを買うときに間違いを犯すことが不安になり過剰なまでに様々な人から情報や意見を求めること」があるとしたら，課題は「少ない情報や意見のみで決め，購入すること」です。あなたが見つけ出したそれぞれの不安による行動の隣に，不安に左右されない適切な行動を記録します。最後に，それらの不安に左右されない行動を練習したらあなたの不安はどの程度になるか，0から100までの点数で評価します。これまでと同様，0は全く不安にならない，50はまあまあ不安になる，100はひどく不安になる，という意味です。

　もちろん，これらの提案に対するあなたの最初の反応は「そんなことできない，もし何かひどいことが起こったらどうするの？」というものかもしれません。行動を変化させるのをためらうということは，まさになぜそれを実行することが大事なのかを認識するよい機会でもあります。なぜなら，ためらっているということは，あなたは悪い出来事が起こる，または起こったら対処不能であると過剰に予測をし続けているということでもあるからです。

　起こるかもしれないと心配している出来事の内容や，あなたの対処力がどの程度であるかにかかわらず，行動を変化させる前にその出来事が起こる現実的な可能性を評価しましょう。あなたが行動を変化させる練習をひとたび始め，何回も繰り返していくことができれば，心配していたことが起こる確率は低く，起こったとしても対処可能なものであるとわかるでしょう。目標は，不完全さに対する耐性をつけること，すべてをコントロールしようとする試みをやめること，起こりにくい出来事への責任感を取り払い，生きている以上ミスをすることは誰にでもあることだということに気づくことです。これらの練習をすることであなたはこの目標を達成できるはずです。

　不安を生じにくい行動変化から始めましょう。その行動変化をできるだけたくさん，

◆ 不安によってもたらされる行動 記入例

不安によってもたらされる行動	不安に左右されない行動	不安の点数 (0-100で評価)
1日に何回も，パートナーに電話をする	1日1回だけ，パートナーに電話をする	50
誰も出勤していないような早い時間に出勤する	他の人と同じ時間に出勤する	75
誰よりも遅く職場を出て帰宅する	他の人よりも早く職場を出る	85
ティーンエイジの子どもを友達の家に泊まらせない	子どもたちのお泊まりパーティーを主催する	60
予期せぬ訪問に備えて，毎朝家の掃除をする	朝，掃除をせず，家を出る	40
仕事のプロジェクトを決して人に任せない	プロジェクトを人に任せる	80
何かを決めるときに友人や家族に意見を求める	周囲の人からのアドバイスなしで決定する	90
何かを決める前にできるだけ多くの情報を集める	少ない情報の中から，決断をする	85

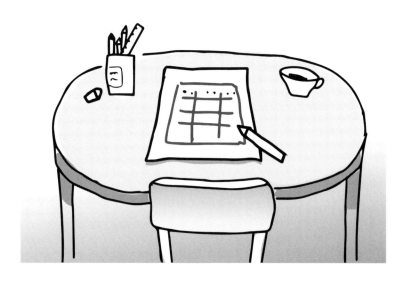

◆ 不安によってもたらされる行動

不安によってもたらされる行動	不安に左右されない行動	不安の点数 （0-100で評価）

想像曝露であなたが最も恐れていたことをイメージしたときと同様に，あなたの不安が0から100までのスケールで少なくとも25くらいに減るまでやりましょう。例えば「道路交通情報についてラジオ局に問い合わせをしない」という練習をするとき，電話をしないということにまつわる不安が中等度になるくらいまでに5日間ほど時間がかかるかもしれません。言うまでもなく，あなたはこれまでに，繰り返し練習をすることで不安が減るということに気づいているはずです。なぜなら，あなたの心配は根拠のないものである可能性が高いからです。

　これからあなたは情報を集め，それが起こる確率を再評価し，自分の心配事が破滅的にならないようにしていきます。言い換えると，ラジオ局に電話を繰り返しかけて問い合わせをしてもしなくても，実際の結果には何も変わりがないということを，電話をしないという行動をとることであなたは理解することができるのです。

　これらの課題は，キュー・コントロールド・リラクゼーション法と現実的な思考を用いるとさらに行いやすくすることができます。例えば，あなたがひとつ仕事を残したまま帰宅したことについてとても不安になってしまったとしたら，キュー・コントロールド・リラクゼーション法の練習をし，あなたの行動が実際に悪い結果をもたらすのか，またはすでに何か悪い結果になっていないかどうか（例：上司に仕事が終わっていない理由を問い詰められたりしていないかどうか）をよく考え，対処する方法を検討しましょう。

　想像曝露と同様，下記の例を参考にしてそれぞれの行動変化とともにあなたの達成度を「行動変化の記録」用紙に記入しましょう。用紙には，練習中に感じた不安の最大値を記入します。用紙には1日1つ，一週間分の行動変化を記録するスペースがあります。しかし，1日1つ以上の行動変化に取り組んでもかまいません。たくさんやればやるほどよいのです。もちろん，課題によっては一日の終わりまで記録するのを待たなくてはならないこともあるでしょう。例えば，課題が，パートナーが仕事をしている間は電話をかけないようにする，といったものである場合です。この後，行動変化の方法の概要を説明していきます。

◆ 行動変化の記録 記入例

日付	行動変化	不安の最大値 (0-100で評価)
3/11（月）	1日1回だけ，パートナーに電話をする	70
3/12（火）	1日1回だけ，パートナーに電話をする	60
3/13（水）	1日1回だけ，パートナーに電話をする	30
3/14（木）	職場を出る最後の人にならないようにする	60
3/15（金）	職場を出る最後の人にならないようにする	40
3/18（月）	職場を出る最後の人にならないようにする	25
3/19（火）	時間通りに職場に着く	50

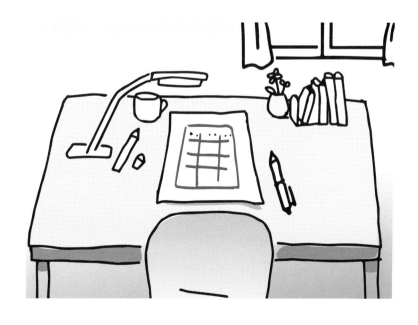

◆ 行動変化の記録

日付	行動変化	不安の最大値 （0-100 で評価）
/　（　）		
/　（　）		
/　（　）		
/　（　）		
/　（　）		
/　（　）		
/　（　）		

行動変化の練習の説明

それぞれの行動変化の練習について，下記のステップを用いましょう。

1. 行動変化において，何をしなくてはならないのか，何をしてはならないのか，どのようにするのか，しないのかという実践的な部分を検討しましょう。これは多少，計画的に行うのがよいでしょう。例えば，必要に応じて友人に子どものお世話をお願いしたり，夕食会を企画するなどです。加えて，あなたの行動変化の影響を受ける可能性がある友人や家族に，自分がこのような取り組みをしていることを知らせておきましょう。例えば，パートナーに，普段のように頻繁には電話をかけないつもりである，といったことを伝えておくのです。
2. 行動変化の結果として生じる可能性がある不安の思考について考え，どのように対処するか検討しましょう。つまり，これらの行動変化をすることで生じる不安に対処するために，現実的な思考方法を実践するということです。
3. それぞれの行動変化について，不安のレベルが0から100までのスケールで25以下程度の軽いものになるまで可能な限りたくさん練習します。課題によってはとても短時間で繰り返すことができ，毎日取り組めるものもあるでしょう。例えば，子どもや他の家族に1日1回しか電話をしない，というようなものは毎日できる課題です。一方，いくつかの課題は長期的に取り組む必要があります。例えば，自宅にお客さんを招く，または子どもをベビーシッターに預ける，というようなものは，1週間に1，2回程度しかできないかもしれません。そういったことから，あなたは一つ一つの課題が終わるのを待つのではなく，一度にいくつかの種類の課題に取り組むとよいでしょう。しかし，概して，伴って生じる不安が小さいものから大きいものへという順に取り組むことが好ましいでしょう。

行動変化の練習を難しいと感じる可能性

あなたが行動を変化させるときに，時々下記のような難しさを感じることがあるかもしれません。

1. 先延ばし

これは例えば「来週やります」といったコメントと共に行動変化を先延ばししてしまうことです。先延ばしの原因を検証してみましょう。変化をさせることが大変すぎたり，これまでのやり方のままでいる方が楽だと感じることが原因かもしれません。行動変化が努力や計画を要するということは確かです。それに，行動変化は時にあなたの不安を増すこともあるでしょう。しかし，長期的に見ると価値のあることなのです。先延ばししてしまう他の理由として，「行動を変化させることが怖い」と感じることが挙げられるかもしれません。この場合，あなたは何を恐れているのか，それがどの程度起こりそうなのか，実際に起こったらどう対処するのかといった具体的なことにもう一度注意を向けてみましょう。

2. 一時的な不安

あなたはおそらく行動変化をあるひとつの状況で練習していて，それがあまりにも怖かったのでもう一度やりたいとは思えなくなってしまったのでしょう。これらの行動変化を初めて練習したときに，あたかも自分で自分自身を悪い状況に置いているような感覚になり，不安が高まることはありうることです。しかし，繰り返し練習をしていくと，あなたの不安は減っていきます。最終的には，常に警戒し，悪い出来事に備えている状態でい続けることよりも，一時的な不安を乗り越える方が効果的であることを忘れないでください。リスクを取る（この場合，初期の不安を受け入れて練習を継続し，乗り越える）ことは，あなたをよりリラックスさせ，悪い出来事が起こったときにも対処できるのだという自信をつけることにつながります。

3. 準備ができていないと感じること

「行動変化の結果として経験する不安に対処する準備ができていない」と感じること

もあるでしょう。不安に備えて，あなたが行動変化をするときに思い浮かぶすべての心配事について考えておきましょう。そして，それぞれの心配事についてリアル・オッズや異なる考え，対処法を考えましょう。

4. 実行不可能な課題

時々，行動変化は単純に実行不可能であることがあります。例えば，何年ものあいだ避けてきた長旅をすることは，手配すること自体が難しかったり，さらに繰り返し行うことが難しかったりします。現実的な，日々の活動として行える取り組みをしながら，もし大きな行動変化の機会が訪れた場合にはそれに挑戦するのがよいでしょう。

5. ほんの少ししか不安を感じない，または不安にならない

これはプログラムのこの段階に到達するまでに，あなた自身が悪い出来事を過剰に予測していたことやバランスを失った物事の見方をしていたということを完全に理解できた場合に起こりえます。これはプログラムが成功した印であると言えるでしょう。不安は，もしあなたがある安全確認や回避行動をやり続け，行動変化の練習を妨害してしまっている場合にも小さくなります。例えば，もし行動変化の課題が「机の上を整頓せずに帰宅する」ということだとしたら，「汚い机をそのままにして帰宅しても翌朝早く出勤して誰かが来る前に机をきれいにすればよい」などと考えて行動変化を妨害してしまうというようなことです。このような妨害的な行動をしてしまわないよう注意しましょう。

6. 不安が減らない

もしあなたの不安のレベルが行動変化の練習を繰り返し行っても下がらないとしたら，あなたの思考がまだ悪い出来事が起こることを支持している可能性があります。例えば，あなたの家が整頓されていなかった場合にお客さんが悪い評価をしないとしても，彼らはただそれがどの程度ひどかったかをあなたに伝えたくなかっただけだ，または彼らが気づかなかっただけだ，でも他のお客さんは汚いと思うだろう，などと信じ込んでいるような場合です。もちろん，これらのタイプの解釈は，あなたがなぜお客さんを家に招かなかったのかの理由としてはあまりにネガティブで非現実的です。これらのような誤った解釈をしてしまわないように注意しましょう。

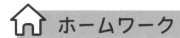

- この先の数週間のあいだ，あなたが特定したいくつかの行動変化の課題に取り組んでみましょう。
- 「行動変化の記録」用紙にあなたの練習を記録し，「毎日の気分の記録」と「不安の記録」を継続しましょう。
- キュー・コントロールド・リラクゼーション法と現実的な思考法を，あなた自身が緊張したり不安になったりし始めたときに応用し続けましょう。

 セルフチェック

次の質問に○または×で答えましょう。回答は，付録のページにあります。

_____ 1. もし行動変化の練習をしている間に不安になったら，それは自分が間違ったことをしている証拠である。

_____ 2. 自分の感じている不安のレベルが軽度なものになるまで，必要なだけ行動変化の練習を行うとよい。

_____ 3. 良い行動変化の練習とは，良い計画を立てることでもある。

_____ 4. それぞれが繰り返し行われるのであれば，同時に2つ以上の行動変化の練習を行ってもよい。

_____ 5. 基本的な行動変化を起こしてさえいれば，いくつかの回避や安全確認行為を行ってもかまわない。

第10章 実際の問題に向き合う
――タイムマネージメント，目標設定，問題解決へのヒント――

> **目標**
> - これまでの記録を見直し，「プログレス・ノート」に情報を追加する
> - タイムマネージメント，目標設定，問題解決の方法を習得する
> - 「毎日の活動の記録」の用紙に記入する
> - 記録を継続する
> - セルフチェックを行う

記録の見直し

あなたはプログラムのここまでの段階で，不安によってもたらされた多くの行動を変える練習をしてきたことでしょう。もし行動変化の練習が十分でないという場合には，先に進む前に，あなたの不安によってもたらされた行動のリストにひととおり取り組むための時間を作ることをお勧めします。

もしあなたが練習をしてきたのなら，それは素晴らしいことです！　次は，自分自身に，行動変化を通じて何を学んだかを問う時です。おそらくあなたは最初の予測は間違っており，安全確認行動や回避の行動は不必要だったことに気づいたでしょう。もしあなたが今でも「もし起こってしまったら？」とか「私はただ運が良かっただけ，まだ起こる可能性がある」という考えを持っているとしたら，その思考は妥当なものかどうか検討する必要があるでしょう。また，このプログラムの目的は過剰な不安をコントロールすることであり，実際の危険に対する適切な心配事をも排除する，ということではないことを思い出してください。

あなたのデータのまとめを「プログレス・ノート」に追記しましょう。あなたの不安の点数は減ってきましたか？　もしそうであれば，あなたが不安や心配事に対してどのような反応をしてきたのか，その変化を少し考えてみる時間を作りましょう。一生懸命取り組んできた自分を，美味しい夕食，映画，良い本などでねぎらい，意欲をアップさせましょう。

問題を扱う

このプログラムの最後のステップとして，ストレスフルな問題が生じたときに使うことができる有用なスキルについて検討しましょう。これまでに私たちの患者さんによくみられる問題として挙げられているのが，（1）責任や義務を強く感じ，困ってしまう，（2）誰でも経験するような，次から次へと起こる出来事を，重大な局面，問題だと扱ってしまう，というものです。神経質になったり不安になったりしやすい人にとって，これらのストレスフルな状況は不安をさらに複雑なものにしてしまいます。そういった理由で，私たちはこの章をストレスの原因を扱う方法の説明に使いたいと思います。これらのスキルはタイムマネージメント，目標設定，ブレインストーミングを通じた問題解決，といった項目に分けることができます。

タイムマネージメント

時折，人は自分だけにすべての責任があると感じたり，すべてを完璧にこなさなくてはならないと考え，一度に多くの課題を抱えすぎてしまうことがあります。もちろん，多くの課題を持つことには「すべて終えることができなかったら」という緊張，圧力や不安が伴います。このタイプのストレスを扱う方法には，（1）もしあなたがすべてを時間通りに終えられなかったら何が起こるのか，現実的な思考法で明確にする，（2）不必要な課題のいくつかをそのままにしておく，または同時に行う課題の数を限定する，といったものがあります。

あなたが今，日々のスケジュールにおいてたくさんの課題を抱えすぎているかどうかを判断するのに役立てるために，3つのリストを作りましょう。まず，今日，仕事において，または家庭で，あなたが行ったすべての活動をリストアップしましょう。以下の

例のように「毎日の活動の記録」の用紙を用います。できるだけ詳しく書きましょう。例えば，大きい小さいにかかわらず，あなたが時間を費やしたことや日課のすべてを含めて記載します。二番目に，あなたが計画的にしようとしていた活動のうち，しなかったものをリストアップします。最後に，あなたがやりたかったけれども時間がなくてできなかった，することを考えることさえできなかった，という活動をリストアップします。もし二番目のリストがとても長くなってしまったら，それはあなたが処理する時間がないくらいのたくさんのことをやろうとしているということです。そしてもし最後のリストが楽しい活動でいっぱいになっていたら，それはあなたが多くの課題を抱えすぎて，スケジュールの中に楽しめるものが十分に組み込まれていないということであり，あなたは頑張りすぎているということです。一番はじめのリストの項目をよく見てみましょう。もし，それらのうちのいくつかが不必要なものだとしたら，まだあなたは自分の時間を上手にマネージメントできていないのかもしれません。不必要な活動を除外することで，あなたがやり終える必要のあることにもっと時間を費やすことができるようになり，楽しめる活動を行うための時間も生まれるでしょう。

時間をより効果的にマネージメントするための方法があります。

1. 責任のある仕事を人に任せる

家族や職場の中の誰かが，あなたが行っている仕事の多くを代わりに行うことができる可能性があります。例えば，買い物に行くためにわざわざ出かけるのではなく，子どもやパートナーに帰り道に買い物をしてきてもらうことができるでしょう。同様に，食事を用意する主な役割を担うのではなく，子どもに手伝ってもらうこともできるでしょう。「無理だよ」とあなたは言うかもしれません。驚くべきことに，多くの私たちの患者さんたちは，揉めたり断られたりすることが怖くて，相談してみることさえしません。しかし，もし相談してみたら，求めていた以上の手助けを得られることもしばしばあるのです。もし相手が自分と同じようにやれるかどうかが心配であるとしたら（これはそもそもあなたがそれほどたくさんのことを抱えてしまっている原因のひとつかもしれませんが），これまでの章で説明してきた現実的な思考法を用いて検討する必要があるような過剰な予測をしているのかもしれません。例えば，あなたが書くように正しい方法で手紙を書けていなかったら，どんな大惨事が起こるでしょうか？　または夕食についても，あなたが作るのと同じように出来上がらなかったらどうでしょうか？　ま

た，あなたが仕事を減らし，かつて担っていたようなすべての責任を負っていないということに誰かが気づいたからといって，どんな最悪の事態が起こるのでしょうか？　こういったことを自分に問いかけてみることもできます。

2.「No」と言う

やらねばならないと感じる予想外のことが生じ，予定していた活動を終えられないということがあるかもしれません。例えば，何時間か庭で過ごそうと予定していたのに（あなたにとって楽しい，生産的な活動），あなたの友達が「買い物に行く間，子どもの世話をしてほしい」と電話をしてきたとしましょう。このような状況のとき，「No」ということは理にかなっており，相手の気分を害するなどということは心配する必要がありません。なぜでしょう？　そこには2つの理由があります。（1）あなたの友達は直前になって頼んできたから，（2）生きるか死ぬか，といった切迫した状況ではないから，です。「No」というのが難しいのは，時に他者を怒らせたり拒絶されたりすることを恐れるからです。通常，これらの心配は事実に基づくものではありません。「No」と言い，責任を他者に委ねることはこれまでの章で説明してきた行動変化にとってふさわしい行動です。あなたが「No」と言ったからといって，他の人が傷つくわけではないことを理解することができるでしょう（もちろん，あなたがそれを不適切な言い方や攻撃的な言い方で言わない限り，です）。実際に，時々「No」と適切な方法で伝えることは二人の間にお互いを尊重し合う関係を築くことにも役立つことがあります。

3. 1つのことに集中する

1つのことをやり始めたときにその他にもたくさん課題があることに閉口させられることがよくあります。例えば，あなたのやるべきことが，ファイルを整理することだったとすると，あなたはオフィス全体を整頓しなくてはと感じてしまったりします。このような場合には，通常，自分が目下行っていることだけに集中すると，効率が良くなります。

4. 完全主義にならないようにする

最後に，あなたの完全主義のために課題に長く時間がとられ，困ってしまう可能性があります。この場合，ハードルを高く掲げすぎることはあなたの生活をより難しいもの

にしてしまっているということに気づくことが大切です。私たちは時々 85% ルール，というものを用います。もしあなたがオフィスのファイルに入れる書類を用意するのに 10 時間使っているとしたら，今度は 8.5 時間にしましょう。あなたが気にかけていた内容であるほど 85% の仕上がりになることは不満に思えるかもしれませんが，その書類にあなたの 10 時間分の価値があるという根拠はないことに気づかなくてはなりません。この行動変化のためには自分自身のミスや不完全さを自分自身が容認できるようにしてあげる必要があります。

タイムマネージメントの要点

1. 「毎日の活動の記録」の用紙の 1 列目に，一日のうちに行ったすべてのことを書く。
2. 2 列目に，計画していたのに行わなかったすべての課題や活動を書く。
3. 3 列目に，あなたがやりたかったけれども時間がなくてできなかった課題や活動を書く。
4. 1 列目の内容を見て下記の内容を自分に問う。

    これらの課題の中のいくつかを家族や子ども，同僚にお願いすることはできなかったか？　これらの中に「No」と言えたものはあったか？　1 つのことに集中するために不要な課題や活動を除外するようにしたか？　他の課題を心配したりやったりしたことで，大切なことを先延ばししたりやらなかったりしたことがあったか？　完璧にやろうとして，1 つのことに時間をかけすぎてはいなかったか？

◆ 毎日の活動の記録 　記入例

今日行ったこと 日付：3/23（日）	やろうと計画していたが 行わなかったこと	やりたかったが時間がなくて できなかったこと
娘を買い物に連れて行った	新しいセーターを買うこと	散歩
夫のクローゼットを掃除した	自分の机をきれいにすること	姉に電話すること
娘の宿題を手伝った	母に電話すること	マニキュアを塗ること
明日の仕事のための書類を準備した		リラックスすること
食事を作った		

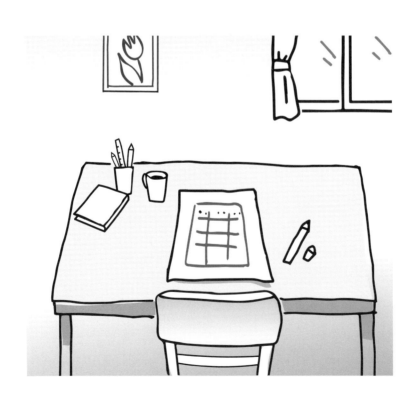

◆ 毎日の活動の記録

今日行ったこと 日付： / （ ）	やろうと計画していたが 行わなかったこと	やりたかったが時間がなくて できなかったこと

目標設定

　時々，マネージメントのスキルを用いても，やらなくてはならない大切なことが多すぎて終えられないことがあります。この時点で，あなたは諦めてストレスと不安の日々を自分の運命と思うこともできますし，はたまた，優先順位を強く心に決め取り組むこともできます。優先順位をつけ，できないことがあることに気づくことも大切なスキルです。優先順位をつけるスキルは，長期にわたって，毎日やり続けるとよいでしょう。ある特定の日について，計画していたことのすべてをリストにしてみます。そして，それぞれをやり終えることがどの程度重要なのか，決めます。これを行うために，それぞれの課題に A，B，C，とつけていきます。A は最優先事項という意味で，その日に絶対にやり終えなくてはならないものを指します。A がつく課題がない日もあるでしょう。B の課題は重要ですが，その日に終えなくてはならないというわけではないものを指します。これらが最もたくさんみられる項目で，もしやり終えることができなければ，最終的には A の課題になってしまうでしょう。C の課題はいつかやらなくてはなりませんが，今日は重要ではないものを指します。

　あなたの一日を上手に段取りするため，以下のステップを用いてみましょう。はじめに，ミーティングに参加する，子どもを迎えに行くなどの特定の時間までに終えなくてはならない予定を記録します。次に，A の課題を，成し遂げるべき時間までの間に予定します。予期せぬ邪魔が入る可能性もあるため，多少の余裕は必要です。例えば，邪魔になるようなことが起こったり，予定が遅れてしまったりする可能性があるため，1 つの A の課題を別の A の課題の直後には配置しないようにします。B，C の課題は A の課題を終えるためには犠牲にしてもよいことにし，その代わり，別の A の課題は犠牲にしないようにします。はじめに予測していたよりも十分な時間を用意することを忘れないでください。予期せぬ出来事のための予備の時間を設けましょう。次に，B の課題をいくつかの時間帯に予定しますが，やり終える，または途中まで進めるのに十分な時間の余裕を設けることをいま一度忘れないようにしましょう。最後に，その他の残った時間に C の課題を予定します。

目標設定の要点

1. ある特定の日について，計画していたことのすべてをリストにする。
2. それぞれをやり終えることがどの程度重要なのか決める。課題をA，B，Cの3グループに分ける。Aは最も重要，最優先事項であり，その日に絶対にやり終えなくてはならないもの。Bはすぐに終えたい重要なものだが，その日でなくてはならないわけではないもの。Cの課題はいつかやらなくてはならないが，今日は重要ではないもの。
3. 一日を上手に段取りするため，子どもを迎えに行くなどの特定の時間までに終えなくてはならない予定をまず記録する。
4. 次に，Aの課題を，成し遂げるのに十分な時間をとれ，かつ融通を利かせられる時間帯に行うよう設定する。
5. 次に，Bの課題をいくつかの時間帯に予定する。やり終える，または途中まで進めるのに十分な時間の余裕を設ける。
6. その他の残った時間にCの課題を予定する。
7. もし不規則な予定があり，毎日の決まった活動を決められないとしたら，その特定の日のためのABCの課題のリストを作る。ひとつずつ，終わったものから線を引いて消す。

　私たちの患者さんの中でもタイムマネージメントや優先順位をつけるのが苦手で時々起こる生活上の問題に困っていた人の一人，ナナコさんの例を見てみましょう。次のナナコさんの「毎日の活動の記録」の用紙を見ると，予定がぎゅうぎゅう詰めです。取締役の会計士として長時間仕事をし，しかも子どももいる，という状況でした。しかし，彼女が報告した活動のいくつかは不必要なものでした。例えば，彼女は子どもたちに猫のトイレ掃除を頼むことや，夫に朝食の用意を頼む（少なくとも相談する）ことができたはずです。そのようにすれば，3列目の，妹宛の手紙を書き終える，といったこともできたはずなのです。

◆ 毎日の活動の記録 記入例

今日行ったこと 日付：3/24（月）	やろうと計画していたが 行わなかったこと	やりたかったが時間がなくて できなかったこと
猫のトイレ掃除をした	棚卸しを終えること	エアロビクス
家族の朝食を作った	エアロビクス	友人への電話
仕事の棚卸し	5日後に締め切りの 報告書を作成すること	妹に手紙を書くこと
同僚に頼まれて 報告書作成をした	実績の再調査について 上司に話すこと	寝る前の読書
棚卸しの監査		自分の衣類の洗濯
怒っているクライアントと 話をした		猫と遊ぶこと
同僚の監査の手伝い		
就職希望者と夕食を 取りながら面談		
翌日の子どもたちの お弁当の準備		
夫の衣類の洗濯		

また，ナナコさんは同僚たちのために親切心で報告書作成や監査の仕事をしていました。2列目には，彼女がやろうと計画していたが行わなかったこととして「棚卸しを終えること」と記載していました。棚卸しを終わらせる時間を取るために，同僚からの報告書作成の依頼に対し「No」と言うことができたのは明らかです。ナナコさんが，普段ならオフィスの他の誰かが対応しているのに，その人が留守だったために怒っているお客の電話対応に時間を費やしたことにも着目しましょう。電話対応をするのではなく，電話に出ないという選択肢もあったはずです。もしそれができていれば，彼女は他のことができたはずです。ナナコさんはレストランで，就職を希望する人の面談もしました。ナナコさんは上司から直前になってこれをするように言われたとしぶしぶ話しました。通常は，ナナコさんはこの時間をエアロビクスの教室に使っています。これもまた繰り返しになりますが，ナナコさんは夕食を兼ねた面接を他の人に任せることもできたはずなのです。最後に，仕事から帰宅した後のことですが，彼女は自分自身で翌日の子どもたちのお弁当を用意するのではなく，夫や子どもたちに頼むことだってできたのです。私たちは時々，このようなパターンで，自分を犠牲にして家族のすべての要求を満たそうとする患者さんを見かけます。この行動は物事を完全に行おうとし，それができないと不安になるということに起因します。ナナコさんは自分の子どもたちはそういったことが得意じゃないと言いましたが，子どもたちに一度もお弁当の準備をさせる機会を与えたことがない，とも言いました。それを彼らに任せることで，彼女は仕事の後リラックスする時間を持つことができるだけでなく，将来役に立つスキルを教えることもできるのです。最も重要なAの課題のうちのひとつは，ナナコさんが夫に洗濯を頼むことに気が進まないということでした。彼女は夫に対して洗濯のやり方を簡単に説明し，自分のことは自分でやってもらうことができたはずです。そうすれば，彼女は自分の洗濯だけをして，彼女がやりたかったのに時間がなくてできなかった読書をしたり，猫と遊んだりすることができていたはずなのです。

　ナナコさんの予定は猛烈に忙しくなる傾向があるため，彼女はその日の活動ごとにABCのリストを作ることが目標を達成するために最も良い方法であると考え，その日の課題を終えるためにそれぞれの予定を組みました。彼女はABCメソッドを用いて一日の活動を計画することで，何をやらなくてはならないのか，何を置いておくことができるのか，その感覚をつかむことができたと述べました。彼女はすべてのAの課題をやり終え，B，Cのいくつかもこなせるようになったのです。

ブレインストーミングを通じた問題解決方法

　ブレインストーミングは実際に問題や危機的な状況が起こってしまったときに有用なテクニックです。カナダの心理学者，ドナルド・マイケンバウムは人々が実際の問題を解決するのに役立つ特別な方法をセットで開発しました。マイケンバウムは問題解決において人は2種類の難しさを感じうるということを発見しました。1つ目は，問題を大きく，漠然と，破局的なものだと見てしまうこと。これは詳細に目を向けることができなくなり，疲弊してしまうことを指します。その状況に対する自分の考えや感情に対してではなく，問題の中の特定の具体的な内容に目を向けることが役立ちます。例えば，あなたの子ども（カナコ）が話を聞かないということが問題だとしたらその問題を「カナコが無礼だ」と述べるのは少し漠然としすぎています。また，「カナコは私の気持ちを考えてくれない，彼女のために私がこの数年間してきたことのすべてに感謝の気持ちを持ってくれない」と書くのも感情的すぎます。「カナコは毎日の家の手伝いをやらず，何時に帰ってくるのか私に言ってくれない」と述べるのは妥当でしょう。なぜなら，それはより描写的であり，詳細がわかるからです。問題を記述するスキルの一部に，実際の問題を特定するということがあります。例えば，もしあなたの子どもが学校でうまくいっていなかったとしたら，子どもが悩んでいる対象，例えば先生，友人，家庭での生活，などに応じて，解決策を選ぶのが適切でしょう。

　2つ目の難しさは，多くの人が問題を解決しようとするときに，良い解決策がないと感じてしまうということです。こういうときこそ，ブレインストーミングが使われるべきです。ブレインストーミングとは，どんなに非合理的でおかしな内容だったとしても，ありとあらゆる解決策を次々と思い浮かべてみることです。このようにすることで，これまで考えてもいなかった適切な解決策を見つけられる可能性があるのです。いくつかの可能性のある解決策を思いついたら，実践可能な方法を選び，どれがベストなのかを選びます。思いついた解決策を最善なものから，そうでないものまで並べてみるのも，役に立つでしょう。いくつかの可能性のある解決策を見出し，もし1つ目がうまくいかなくても次のプランを用いるとよいでしょう。最後に，その計画を実行に移し，問題を解決することが重要です。ブレインストーミングの概要は以下の通りです。

ブレインストーミングの概要

　人生における実際の問題や危機的な状況に直面したときには，下記のステップを使ってみましょう．

> **ブレインストーミングの要点**
> 1. その問題とは何なのか，特定の内容を書き出す．漠然としたり，感情的になりすぎたりしないように注意する．
> 2. 心を自由にし，頭に浮かんできたすべての可能性のある解決策を書き出す．どんなに馬鹿げた，おかしな，奇妙なものでもかまわない．
> 3. これらの解決策を最善のものから，そうでないものまで，現実的で実行可能かどうかを元に判断して並べてみる．
> 4. 理にかなった解決策を実行するために，どのように行動するのか具体的な計画を立てる．それぞれの解決策がどの程度役に立ちそうか，予測して評価する．
> 5. 最も理にかなった計画を実行する．もしそれが役立たなかったら，リストの次の最善策を実行する．問題を上手に解決できるまでこれを続ける．

　私たちのクリニックでの治療の間，患者さんの一人，マサヤさんはある人生上の問題について自分で解決策を見出せないと嘆いていました．彼の問題とは車のトラブルでした．彼は車のトランスミッションやエンジンの様々なパーツに多額の費用をつぎ込んでいることに気がつきました．私たちは彼にブレインストーミングをして解決策を探すよう促しました．彼のブレインストーミング・セッションの結果は表の通りです．明らかに，マサヤさんがこの時点でできる最善の策は，別の整備士に彼の車について意見を聞くことでした．おそらく，より良いサービスとメンテナンスが，彼の車にとって必要なことのすべてでした．「別の整備士に相談する」がはじめに試みる最善の策でしょう．

　マサヤさんは2つ目の最善策として，車を売りに出し，車が必要なときだけは兄弟に借りて，新車を買うお金を貯める，というものを挙げました．マサヤさんはもし別の整備士も彼の車は大きな修理が必要だと言った場合には，この方法を選ぶことにしまし

た。費用対効果分析と呼ばれるものを用いること，または短期的，長期的両方の出費をより詳しくみることで，マサヤさんは彼が修理に費やしているお金は，新しい，信頼に足る，修理の少なくて済む車を新たに買うよりも合計金額が高くなってしまうことに気づきました。今の車を売る，そして兄弟の車を借りて，新車を買うお金を貯めるというのは有用な考えです。マサヤさんが評価したように，彼はそれぞれの解決策がどの程度有用で実行可能なのかを判断するためにこの費用対効果分析を用いました。7番目に彼が並べた解決策は故意に車を全焼させて保険金を得ること，でしたがこれは明らかに，最もやりたくない方法であり，この問題を解決するにはあまりに過激で罪の重い方法です。ブレインストーミングは人生上の問題を総体的にみる方法をあなたに教え，問題を解決することを可能にします。

　では，マサヤさんの可能性の評価を検証してみましょう。彼は車を売りに出し，新しいものを買うという案は100％問題解決をしてくれると思いましたが，彼がはじめに選んだ「別の整備士に相談する」という案は最も費用がかからず，車を買い替えるという案ほど効果的ではないにしても，この時点でやってみる価値がある策でした。ですから，ほとんどの人がそうであるように，マサヤさんも予算を大切にするため，効果が高い最善の策を見出すのに費用対効果分析を用いたのです。

◆ ブレインストーミング 記入例

考えうる解決策	実行可能，かつ理にかなっている順に並べる（1＝最善）	問題を解決することができる可能性（0-100で評価）
売りに出し，新しい車を買う	3	100
別の整備士に相談する	1	95
中古車を買う	4	70
車の会社を訴える	6	10
ローンを組んで新しいエンジンとトランスミッションを買う	5	60
車を売りに出し，新車を買うためのお金が貯まるまで兄弟に車を借りる	2	90
故意に車を全焼させ，保険金を得る	7	2

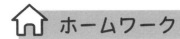 Homework

- 最近あなたを煩わせていたいくつかの問題を選び，この章で説明のあったブレインストーミングを試してみましょう。
- 来週一週間，毎日，タイムマネージメント法を用いましょう。
- あなたの不安を「毎日の気分の記録」と「不安の記録」を用いてモニタリングし続けましょう。

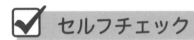 Self check

次の質問に○または×で答えましょう。回答は，付録のページにあります。

1. ブレインストーミングとは，思い浮かぶ解決策を，たとえそれが滑稽なものに思えたとしても，一旦すべて生み出してみることである。
2. 目標設定には，やるべきことを超重要，とても重要，重要の3つに分けるステップがある。
3. 実際の問題に対処するためには，リアル・オッズや破局的な考えについて自問自答することである。
4. 時間のプレッシャーは非現実的な責任感や多くの課題をやり終えようとしすぎることに起因することがある。

第11章 薬物療法とこのプログラムとの関係

> **目標**
> - 不安の治療に用いられる可能性のある薬について学ぶ
> - もし現在内服をしているとしたら，その内容につき医師と相談する

不安に対して内服をする理由

　もしかしたらあなたは他の多くの不安を抱えている方と同じように，すでにファミリードクター（かかりつけの医師）に相談し，軽い抗不安薬を処方してもらっているかもしれませんね。あなたはその薬を定期的に，または，時々特に緊張したり不安になったりしたときに内服しているかもしれません。このプログラムを薬を使わずにやり終えている方もたくさんいますし，他にも，すぐにでもやめたいと思っているけれど，医師のアドバイスで継続しているといった状況の方もいるでしょう。しかし，不安に対して内服をしている方には，それぞれに様々な理由があります。あまりに不安が強くて疲れきってしまうほどつらいため，「もうこれ以上不安なままでいられない」，「すぐにでも和らげたい」という方もいるでしょう。内服し始めてから効果が出るまでの時間が最も長い薬だと，3週間ほど要することがあります。しかし，すぐに効果が出るものには，1日，または2日で効果を示すものもあります。あなたが短期間にすべての章をやり遂げるための十分な時間を用意できないとしたら，薬はこのプログラムよりも早く有益な効果をもたらすことでしょう。言い換えると，このプログラムに今すぐ時間を費やすことが難しいと感じ，次の最善の選択肢として薬物療法がよいと考える方もいる，というこ

とです。そして，その他にも，薬が不安に対する最善の治療であると固く信じている方もいるかもしれません。

いずれにしても，私たちのクリニックに治療のために訪れる人のほぼ60%が不安に対して何らかの薬を内服しています。当然ながら，私たちのクリニックに来る方々は不安にとても苦しんでいる，あるいは，つらいけれどもどうにか通院できるという状態のどちらかだと言えます。他には，ファミリードクターに抗不安薬をこの先の数週間分のみ処方され，早めに専門のクリニックを受診するようにと言われた方もいることでしょう。

はじめに述べたように，このプログラムを始める前にすべての薬物療法をやめる必要は全くありません。しかし，このプログラムを終えた方々の半分程度は医師に相談しながらプログラムを終えるまでに抗不安薬の内服をやめており，その他の方の多くも，プログラムを終えてからの1年の間に，抗不安薬の内服をしなくて済むようになっています。あなたがもし薬をやめたいと考えているとしたら，後述する，このプログラムを用いて薬をやめていく方法を参考にしてください。

この時点で，少なくとも短期間，不安を和らげるために適量で処方された何種類かの薬がとても効果的だという方々もいるようです。しかし，これらの抗不安薬の多くは，頓服として内服するのでなければ，長期的に見たメリットはあまりありません。一時的な不安を減らす効果を頼りに使っていたとしても，内服をしている間に，あなた自身が新しい，より適応的な不安へのコーピング方法を身につけなければ，根本的な解決にはならないと思われます。

また，このような治療プログラムを行う必要はなく，薬物療法のみを行い数カ月後に治療を終える方もいます。彼らの抱えていた特定の問題が解決したかどうかにかかわらず，彼らの「感情の過敏さ」に神経生物学的な変化があったかどうかにかかわらず，または彼らが不安に対して異なる考え方を構築できたかどうかにかかわらず，"薬が効くタイプ"の方々がいます。つまりそれが彼らにとって必要な治療であった，ということです。これらの理由で，どのような治療が効果的かは，個人差がありますので，不安に対して処方された薬の種類やそれを用いる最適な時間を，最新の知識に基づいて手短に見直すことは役に立つと言えるでしょう。

抗不安薬

　ベンゾジアゼピン，または高力価ベンゾジアゼピンは不安に対して処方される一般的なマイナー・トランキライザーとしてよく知られています。マイナー・トランキライザーのタイプやブランド名はここに記載するにはあまりにもたくさんありすぎますが，最も一般的な4つはジアゼパム（Valium），アルプラゾラム（Xanax），ロラゼパム（Ativan），クロナゼパム（Klonopin）です。ベンゾジアゼピンではない，別のタイプの抗不安薬もあります。これらはブスピロン（BuSpar）と呼ばれています。米国食品医薬品局（FDA）はGADの治療薬として，クロノピン以外のこれらのすべての薬を承認しています[*1]。

　一般的にはこれらの薬は不安を一時的に和らげるために処方されています。多くの研究によるとこれらの抗不安薬は長期的な効果は乏しい，または根拠がないとされており，一方で，短期間のみ不安を和らげるのに効果的であることが示されています。これらの原因のひとつに，数週間経つと，これらの薬剤への耐性がつき始めることが挙げられます。耐性とはつまり，薬が効きにくくなるということで，不安を下げる効果を同じレベルで得るために，より多くの薬を内服することが必要になってしまいます。また，医師とともに注意深く治療を行わないと，ベンゾジアゼピンに精神的，身体的に依存してしまうという危険性もあります。もし耐性ができてしまったら，薬をやめようとするときに離脱症状を経験することになり，大変な目にあうかもしれません[*2]。

　セディールはベンゾジアゼピンのような依存と離脱の問題の多くを持たない薬剤ですが，不安を減らす効果がベンゾジアゼピンほど強くないという印象です。まだ少しの研究しか行われていないため，私たちは効果について確かなことを述べられません。いずれの場合でも，多くの医師は，抗不安薬を特定の不安を強く感じる期間の間だけ，短期

[*1] 訳者注：ブスピロンは日本未発売ですが，類似の薬剤プロファイルを持つものとして，国内ではタンドスピロン（セディール）という薬が認可されています。

[*2] 訳者注：別の説明の仕方をすると，耐性ができてしまうと，薬を飲んだあと一旦不安は和らぎますが，またすぐに不安を感じるようになります。これは薬が不足しているということではなく，薬の耐性の影響である可能性があるのです。また，薬を飲まないでいると以前より強い不安や恐怖感を感じるかもしれませんが，これはベンゾジアゼピンの離脱の症状かもしれません。多くの方々がベンゾジアゼピンをやめた後に不安が再発したと述べていますが，それは再び薬を飲まなくてはダメだということではなく，離脱が起こっていることが原因かもしれないのです。ですから，使用している薬をやめる，減らすときには主治医とよく相談をし，適切な方法で進めることが重要です。

間における不安を和らげるために用いることを推奨しています。抗不安薬を使う目的は，あなたがつらい状況を乗りきるのを助けるためなのです。問題が解決された後は，依存してしまわないように専門家と相談をしながら抗不安薬の内服をやめていくのがよいでしょう。

抗不安作用をもつ抗うつ薬

　GADの治療の第一選択薬として，抗不安効果のある抗うつ薬を用いることが幅広く受け入れられています。これらの薬で最もよく用いられているのは選択的セロトニン再取り込み阻害薬（SSRIs）とセロトニン－ノルエピネフリン再取り込み阻害薬（SNRIs）です。これらの薬のほとんどは，特にこのようなプログラムと組み合わせて用いた場合にはGADに対する同等の効果を持っているようです。これらの薬を使うときの主な難点は効果が出るまでに3週間ほどかかること，そしてそのあいだ軽度の副作用（これを不安ととてもよく似ていると感じる方もいます）を経験するかもしれないこと，です。より重要でよくみられる副作用のひとつが，性機能の低下です。ですが，たとえそれらのことがあったとしても，これらの薬は現時点でGADの治療には最善の選択であると考えられます。

　FDA（米国食品医薬品局）で承認されたこれらの薬には，パロキセチン（Paxil），ベンラファキシン（Effexor），エスシタロプラム（Lexapro）などがあります[*3]。PaxilとEffexorには徐放錠[*4]もあり，一日に内服する回数が少なく済むようにできます。これらの薬の推奨されている内服初期の1回量と，内服する量の幅（治療の効果を最大限得るための内服の適切な量）を，表11.1に示します。もしあなたがこれらの薬のうちのどれかを内服しており，推奨されている量に当てはまっていないようでしたら，あなたはその理由を主治医に確認するとよいでしょう。主治医の先生は何か理由があってその量にしているかもしれませんが，これらの薬は適切な量で内服しなければ効果が得られないという研究結果があるにもかかわらず，時々，適量の処方をすることを避けて

＊3　訳者注：日本ではパロキセチン（パキシル），セルトラリン（ジェイゾロフト），エスシタロプラム（レクサプロ），フルボキサミン（ルボックス，デプロメール），ベンラファキシン（イフェクサー）が承認されています。

＊4　訳者注：徐放錠とは，内服後に内容成分が徐々に放出され，効果が持続しやすい特徴を持った薬のこと。

表 11.1 GAD の薬物療法*

薬剤名	商品名	初期投与量 （mg/day）	投与量の幅 （mg/day）
不安障害（不安症）に保険適応のある薬剤			
パロキセチン（SSRI）	パキシル	10	10-40
セルトラリン（SSRI）	ジェイゾロフト	25	25-100
エスシタロプラム（SSRI）	レクサプロ	10	10-20
フルボキサミン（SSRI）	ルボックス・デプロメール	25	25-150
代表的な抗不安薬の例			
アルプラゾラム（benzodiazepine）	ソラナックス・コンスタン	0.4	0.4-1.2
ロラゼパム（benzodiazepine）	ワイパックス	0.5	0.5-3
ブロマゼパム（benzodiazepine）	レキソタン，セニラン	2	2-15
ジアゼパム（benzodiazepine）	セルシン・ホリゾン	2	2-15
現時点では不安障害（不安症）に保険適応のない薬剤			
ベンラファキシン（SNRI）	イフェクサー	37.5	37.5-225
デュロキセチン（SNRI）	サインバルタ	20	20-60
ミルタザピン（NaSSA）	リフレックス・レメロン	15	15-45
クロミプラミン（TCA）	アナフラニール	25	25-225
イミプラミン（TCA）	トフラニール	25	25-200
クロナゼパム（benzodiazepine）	リボトリール・ランドセン	0.25	1-6

略字表記……GAD：全般性不安障害（全般不安症），SNRI：セロトニン－ノルアドレナリン再取り込み阻害薬，SSRI：選択的セロトニン再取り込み阻害薬，TCA：三環系抗うつ薬

*訳者注：表は日本向けに訳者が改変した。原著では表11.1にはFDAで承認された／されていない薬剤が掲載されているが，ここでは日本において，厚生労働省で承認された／されていない薬剤（不安障害〔不安症〕に適応のある／ない薬剤）を掲載した。全般性不安障害（全般不安症）という病名に対し保険適応の認められているSSRIは現時点では無いため，不安障害（不安症）に保険適応のある薬剤を掲載した。不安障害（不安症）に対する第一選択薬は原則としてSSRIだが，SSRIでは効果が不十分な場合やSSRIが使えない場合は，SNRIやNaSSA，TCA等，他の薬剤が用いられることがある。ベンゾジアゼピンは即効性があり，抗うつ剤の効果が出るまでの数週間の間や，不安が急に強くなった時の頓服として短期的に用いると役に立つこともあるが，依存性・耐性の面から長期使用は避けることが推奨されている。

いる医師もいます。この他にも抗不安作用を持つ抗不安薬で似たような効果を示すもので，まだ製薬会社が登録の申請をしていないためにGADの治療薬としてはFDAに承認されていない，というようなものも表11.1に挙げておきます[*5]。その中には，フル

---

*5　訳者注：表11.1の訳者注参照。

オキセチン（Prozac），セルトラリン（Zoloft），シタロプラム（Celexa），フルボキサミン（Luvox）などがあります。これらの薬は，FDA に承認されている薬とほぼ同等の効果があるものの，個人の体質などにより，ある薬が別のものよりも内服しやすいといったことも考えられるため，時にどの薬があなたにとって最善なのかを把握するまでの間，主治医と相談して何種類かの薬を試みる必要があるでしょう。

時々，古いタイプの抗うつ薬である三環系抗うつ薬，例えばイミプラミン（Tofranil），クロミプラミン（Anafranil）などが不安に対して処方されていることがあります。これらの薬剤の効果は SSRIs や SNRIs とほぼ同等ですが，人によってはより副作用を多くもたらします。その副作用は不安の症状ととても類似していると言われます。内服をし始めて 2～3 週間で副作用は改善すると言われていますが，多くの方がその間にトラブルを経験しています。これらの内服をやめることはベンゾジアゼピンをやめることよりは難しくありません。ですが，抗うつ薬の内服をやめた後の再発は 50％ にのぼると言われており，主治医とともに慎重に検討することが大切です。

β遮断薬

多くの人が血圧を下げ，心拍数を整えるために β遮断薬を内服しています。これらの薬は特定の，β受容体に対して働き，生理的な神経の興奮を引き起こします。それゆえに，医学的な理由で身体の生理的な神経興奮を避けたいとき，β遮断薬が処方されることもあります。たくさんの β遮断薬がありますが，精神科の治療で最もよく用いられるのはプロプラノロール（Inderal）です。不安の症状の大きな部分を占める神経の覚醒の度合いを下げるような薬は有効だと考える人もいるでしょう。ですが，Inderal が不安に対し有効であるという根拠はとても少ないのです。そのため，不安の薬物療法をよく知っている精神科医は，この薬剤を不安に対して処方することは少なくなっています。

内服をやめることについて

あなたは今このプログラムをやり終え，希望するのであれば，内服をやめたり減らしたりすることを考える時期が来たと言えるのかもしれません。もしかしたらもうすでに

その時が来て内服をやめた方もいるでしょう。もしそうでなければ，必ず主治医と相談し，監督のもと，やめていくようにしてください。主治医はどのくらいのペースで薬剤を減量していくのがよいか，またはどの時点ですべてをやめるのか，適切なアドバイスをくれるはずです。これは，内服をやめるのが難しい薬のときは特に大切なことです。ですが，このプログラムで学び，下記のことを守って減薬することで，その難しさを乗り越えることができるでしょう。

1. 比較的ゆっくりと，内服薬を減量しましょう。すべてを一度にやめることは決してしないでください。もう一度言いますが，あなたの主治医はどのようなスケジュールで減薬することが適切か，あなたに情報を与えてくれるはずです。相談してみましょう。
2. 内服薬をすべてやめる目標の日にちを決めましょう。これは主治医と一緒に決め，内服薬を徐々に減らすためのスケジュールに沿って，理にかなった設定にしましょう。一方，その目標の日はあまりにも遠すぎないようにしましょう。一般的に，主治医と相談した理にかなったスケジュールの中で，最も早い時期を目標とするのがよいでしょう。
3. 薬物療法をやめていく際には，このプログラムで学んだ原則やコーピングのスキルを使いましょう。

これまでこの話題についてはっきりと言及してこなかった理由は，内服薬を上手にやめる前に不安や心配を自ら扱う方法を習得することが重要だからです。この主な理由は，内服を減量し始めたとき，特にあなたがマイナー・トランキライザーを飲んでいたならばなおさらですが，内服を減らす前よりも強いレベルの不安を感じる可能性があるからです。もし薬を一度も内服したことがなくここまでこられたのなら，これまでのプログラムの中で不安への対処方法を身につけられたと言えるでしょう。もし，内服をしているとしたら，内服をやめる段階で生じる可能性がある不安に対し，これまで学んだことを応用する必要があります。ほとんどの方は抗不安薬をやめることを問題だと感じないかもしれません。そして，このプログラムを用いて不安に上手に対処できるようになるにつれ，内服を減量できる人の方が多いでしょう。たいていの人たちは内服を減量していっても，不安が大きく再発するようなことは経験せずに済みます。しかし，もし

なんらかの理由で，あなたの不安が大きくなってしまった場合，特にベンゾジアゼピンをやめようとしている段階でそれを経験した場合には，その不安は離脱の影響によるもので，1〜2週間しか続かず，薬剤が身体から完全に排泄されるまでのみの体験であるという事実を頭に浮かべ，自分を安心させてあげましょう。加えて，あなたはこの不安に対処するスキルをすでに持っており，軽減させることができることを思い出しましょう。

もしベンゾジアゼピンや他の薬剤からの離脱があなたの生活になんらかの問題をもたらした場合，そしてあなたがこれまでそれに対し何か試してきたのにうまくいかない場合には，Treatment that work シリーズの *Stopping Anxiety Medication* という本が役に立つかもしれません。その特別なプログラムは，重度の不安やパニック発作といった症状を抱えているパニック障害の方がベンゾジアゼピンやその他の薬剤をやめようとするときのために書かれたものです。

 ホームワーク

- もしあなたが今現在内服をしていて，それをやめたいという希望があるのなら，今週はそのことについて，どのようにするのが最善なのかを主治医と相談することを課題としましょう。
- 耐性や離脱が不安を引き起こす現象に対し，これまでの章に書かれていた様々な原則や方法を用いてどのように対処するか，計画しておきましょう。薬物療法に対する自分の考えを1つずつ詳細に，整理しておきましょう。

第12章 このプログラムの成果とあなたの将来

> **目標**
> - 「自己評価」の用紙を使って自分の達成度を評価しましょう
> - 次のステップは何かを明らかにしましょう
> - 成果を持続させる方法を考えましょう
> - 将来のハイリスクな状況について検討しておきましょう

自己評価

　初めてこのプログラムを開始してから，あなたが達成してきたいくつもの変化を振り返る時が来ました。あなたの変化は「プログレス・ノート」の用紙にまとめられた実際の評価や記録を用いて的確に評価することができます。モニタリングを始めた最初の週と最後の週（今です）とで，一週間あたりの不安のエピソードの回数を比較してください。良いときもそうでないときもあるかもしれませんが，それはとても典型的なことです。しかし，もし不安の出来事の数が大きく減ったと考えられるような出来事があった場合には，p.171の「自己評価」の用紙の「不安のエピソードの数」の隣にある「Yes」の欄にチェックをしましょう。もし，不安のエピソードの数が減らなかった，または増えた，というような場合には，「No」の欄にチェックをつけましょう。同じように，モニタリングを始めた最初の週から最後の週まで，それぞれの週の最大の不安の点数を検証しましょう。もし一日の中で経験する不安の強さが顕著に減ったと考えられるような出来事があった場合には，「自己評価」の「一日の不安の最大値」の隣にある「Yes」の欄にチェックをしましょう。もし，不安の最大値が減らなかった，または増えた，と

いうような場合には,「No」の欄にチェックをつけましょう。

　次に,第8章で繰り返し直面した破局的なイメージについて考えてみましょう。これらの場面を,今あなたがイメージしたときに感じる不安のレベルと,最初の頃に感じていた不安のレベルを比較しましょう。もしあなたの不安のレベルが減っていたら「破局的なイメージ」の欄の横の「Yes」にチェックをし,もしそのイメージに関連する不安が減っていなかった場合には「No」にチェックをしましょう。

　最後に,あなたが不安によってもたらされた行動と置き換えるために行った行動変化のリストについて考えましょう。あなたが今それぞれの行動変化に対して感じる不安を評価します。もしあなたの不安のレベルがはじめにそれらの行動変化に対して感じていたもの（第9章参照）より減っているとしたら,「不安によってもたらされた行動」の欄の横の「Yes」にチェックをし,もし不安が減っていなかった場合には「No」にチェックをしましょう。

　もしあなたが少なくとも4つのうち2つの「Yes」にチェックをしていたとしたら,このプログラムであなたはとても素晴らしい結果を得られたと言えるでしょう。一方,あなたが3つ,またはそれ以上の「No」にチェックをしたとしたら,まだこのプログラムから得るものが残されていると言えるでしょう。

次のステップは何か

　記入した自己評価に基づいて,あなたがこのプログラムでよい効果を得られたかどうか,またはもう少し改善できる余地があるのか,判断しましょう。もしあなたが自分の達成度に満足しているのであれば,次のステップは,何か気になることが残っていないかどうか,検討しておいた方がよさそうなことを見つけ出し,これまでに学んできた原則や方法を用いて継続的にそれらに対処することとなるでしょう。そういったことの中には,対処するのが難しいと感じる場面（リスクを過大に見積もったり破局的な解釈をしてしまいそうな傾向も含め）や,自分の生活に支障が出るほどに繰り返し心配してしまうこと,自分の行動の中で過剰に注意深くなってしまうことなどがあるでしょう。それらの残された部分に取り組むために,該当する章をもう一度読んで復習しましょう。

　もし,一方で,自己評価においてまだ改善の余地が残されていると判断した場合には,プログラムを上手に行えていなかったのかどうか,下記の理由について検討しまし

◆ 自己評価

	Yes	No
不安のエピソードの数		
一日の不安の最大値		
破局的なイメージ		
不安によってもたらされた行動		

メモ

（例）今後検討しておいた方がよさそうなこと

_____
_____
_____
_____
_____
_____

対処が難しそうな場面
_____
_____
_____
_____
_____
_____
_____
_____
_____

ょう。

- そもそもこのプログラムがあなたに合っているかどうかという最初の判断が的確でなかったのかもしれません。このプログラムの中の多くの素材が，あなたの抱えている問題にあまり関連がなかったというようなケースです。この場合は，よりふさわしいプログラムを見つけるためのさらなる評価の必要性を，主治医やメンタルヘルスの専門家と相談しましょう。
- 次に，様々な要素によって時間が十分に取れず，単純に，このプログラムを終了するためにはもう少し時間が必要である可能性もあるでしょう。これは，時間がかかるとこのプログラムが失敗するという意味ではありませんが，ただ，取り組んでいる期間中ずっと，この本に書かれている通りの方法を応用し続ける必要はあります。これは，もしあなたが望んでいたほどではないにせよ多少の改善をみたという場合に，多くの人が経験しうる状況です。もし，もう少し時間が必要だと感じている場合には，このまま学んだ方法を応用し続けましょう。継続していてもほとんど改善がみられなかった場合には，最初に述べた原因（このプログラムが適切でなかった）が当てはまることが多いでしょう。
- 3つ目に挙げられるのは，プログラムの内容は適切であったのに，費やした努力が十分ではなかった，という可能性です。これはうまくいかないときに最も多くみられる原因です。あなたは定期的に，十分に練習をしましたか？ おそらく，困った出来事は，あなたの注意がプログラムからほんの少し逸れていたときに起こってしまったのではないでしょうか（家族の危機や結婚の問題などが生じてしまったときなど）。もしそうだとしたら，プログラムを成功させるためにはシンプルに，新しい気持ちで努力し，モチベーションを維持することです。もしモチベーションを維持することが根本的な問題だとしたら（時間があるにもかかわらず定期的に練習していなかったとしたら），一度取り組みを中止して，心から取り組みたいという気持ちになったときにもう一度再開するのがよいでしょう。
- 4つ目の可能性としては，このプログラムの基本的な原則をあなたが十分に理解していなかったことが挙げられます。この場合には，すべての原則を，できれば主治医やメンタルヘルスの専門家と一緒にもう一度復習するのがよいでしょう。
- 最後に，「うまくいかない」という考えはあなたにとっての成功の定義にもよりま

す。思い出してください，成功とは，どんなに小さくても正しい方向に変化することです。もしあなたが不安や心配や緊張がすべてなくなるまで「成功した」と思えないとしたら，あなたの成功の定義は非現実的なものなのかもしれません。変化はゆっくり進みます。そしてそれに多少の不安が伴うことは避けられないのです。小さな変化も，成功のひとつと捉えましょう。

あなたの得た成果を維持するために

　もしあなたがこのプログラムを上手にやり終えたとしたら，あるいは，今も方法を使い続けてコントロールするプロセスの途中だとしたら，どのようにあなたが得た成果を維持していくか，その方法を考えておくことが大事です。「今後もまた不安になる可能性があるのか」「このプログラムは一部の不安を抑えるための方法をただ教えてくれただけなのか」と疑問を抱く人もいるでしょう。まず1つ目の問いに対しては，不安は人間の持つ，まったく正常な性質だということを思い出すことが大切です。私たちの生活からすべての不安を取り去ることは非適応的なのです。なぜならその不安は，日々の目標を達成するモチベーションにも大きく寄与しているからです。過剰なレベルの不安をコントロールすることは他の行動の学習と似ています。コントロールする方法を一度学べば，時とともに行動はより力強いものになっていくでしょう。しかし，後ほど説明するハイリスクな場面のように，将来，高いレベルの不安を経験する可能性があるいくつかの場面というものがあります。

　2つ目の問いに対しては，このプログラムの目標は不安を抑えることではないということを理解することが大切です。あなたが学んできた方法は，過剰な不安を経験しなくて済むように，不安に対して反応する方法を変えるためのものです。あなたはご自身の不安に対する反応の核心に迫る方法を学び，それを変化させることを学んでいるのです。不安とは，あるきっかけとなる特徴や過程，例えば身体の興奮，思考のパターン，回避的な行動のようなものによって作られた感情の反応であることを常に頭に置いておいてください。あなたの不安に対する反応の中のこれらの要素を変化させることで，不安の大きさや質が変わります。

　以下のような特定の要素は，このプログラムの中で達成してきたことを持続させてくれるでしょう。まず，あなたが何かについて繰り返し何度も心配していることに気づい

たとき，またはやめたくてもやめられないほど心配しているとき，これから説明する方法をあなたの思考を評価するために使ってください。

　不安の「正の強化」の循環から一歩抜け出し，どのようなことを自分が自分自身に言い聞かせているのか，どのくらいの頻度でそれをしてしまっているのか，そしてどんな最悪なことが起こりうるのか，検証しましょう。被害者ではなく，観察者になることを思い出してください。次に，例えば，もし頭痛や肩こりなど身体が緊張し始めていることに気づいたら，リラクゼーション法を練習しましょう。最後に，不安な考えに基づく特定の行動に気をつけましょう，例えば，交通事故のニュースを注意深く見るなどです。まとめると，あなた自身の不安のシグナルをよく感じ取り，不安があなたという存在を脅かすほど大きくならないようにしましょう。折に触れて様々な章の内容をもう一度見直すことは，とても役に立つ，そして一般的に良い考えだと言えます。

　また，たった一度強い不安を感じる出来事があったからといって，あなたがこれまで得てきたすべてのものが失われたと考えるのはやめましょう。そういったときこそ，ゼリーのボウルの外側に立ち，そのように不安になる理由を検証し，適切な対処法を応用することができるよう，客観的な観察者にならなくてはならない場面なのです。

ハイリスクな場面

　これまでに，ストレスをたくさん感じている時期は，高いレベルの不安を経験しやすいものだということが報告されてきました。この場合のストレスには，良いストレス（仕事での昇進，子の誕生など），悪いストレス（身近な人を亡くすなど）の両方が含まれます。高いレベルのストレスは，身体をより覚醒した状態にし，あなたに身体の緊張を感じさせるよう仕向けてしまいます。身体の緊張に伴ってあなたは不安が高まるのを感じるでしょう。このような場面では，不安と緊張を扱う方法を思い出すことが助けとなります。

文 献

American Psychiatric Association. (1994). *Diagnostic and Statistical Manual of Mental Disorders,* 4th ed. Washington, DC: Author.

Barlow, D. H. (2002). *Anxiety and its disorders: The nature and treatment of anxiety and panic.* New York: Guilford Press.

Butler, G., & Mathews, A. (1983). Cognitive process in anxiety. *Advances in Behavior Research and Therapy, 5,* 51–62.

Goodman, W. K. (2004). Selecting pharmacotherapy for generalized anxiety disorder. *Journal of Clinical Psychiatry, 65,* 8–13.

Otto, M. W., Pollack, M. H., & Barlow, D. H. (1995). *Stopping anxiety medication: Panic control therapy for benzodiazepine discontinuation.* New York: Oxford University Press.

Van Meter, S.A., & Doraiswamy, P.M. (2001). Anxiety disorders. In P. E. Rakel & E.T. Bope (Eds.), *Conn's Current Therapy* (pp. 1137–1142). Philadelphia: W.B. Saunders Company.

付録　セルフチェックの答え

第2章
1. ○　2. ×　3. ○

第3章
1. ○　2. ○　3. ×　4. ×　5. ○

第4章
1. ×　2. ○　3. ○　4. ×　5. ×　6. ○

第5章
1. ○　2. ×　3. ○　4. ○　5. ×

第6章
1. ○　2. ○　3. ×　4. ×　5. ○

第7章
1. ×　2. ○　3. ○　4. ×　5. ○

第8章
1. ×　2. ×　3. ○　4. ×　5. ×

第9章
1. ×　2. ○　3. ○　4. ○　5. ×

第10章
1. ○　2. ○　3. ×　4. ○

■著者

ミッシェル・G・クラスケ（Michelle G. Craske, PhD）
1985年ブリティッシュコロンビア大学で博士号を取得し，その後，不安障害（不安症）の領域において160以上の論文や書籍を出版。カリフォルニア大学ロサンゼルス校（UCLA）の心理学，生物行動科学の教授であり，UCLA不安障害研究プログラムの責任者。アメリカ不安障害学会の科学委員会の役員でもある。

デイビッド・H・バーロウ（David H. Barlow, PhD）
ボストン大学の心理学および精神医学の教授。同大学の不安関連障害センターの設立者であり，名誉所長でもある。アメリカ専門心理学委員会認定の臨床心理の資格を持ち，個人開業の臨床心理士として臨床を続ける傍ら，Treatment That Work™シリーズの編集長を務める。

■監訳者

伊豫雅臣（いよ　まさおみ）
千葉大学大学院医学研究院精神医学 教授。精神科医。
1958年，東京都生まれ。1984年，千葉大学医学部卒業。1884年，千葉大学医学部附属病院神経精神科研修医。1986年，国立精神・神経センター精神保健研究所 薬物依存研究部 薬物依存研究室室長。1997年，浜松医科大学精神神経医学講座助教授。2000年，千葉大学医学部精神医学講座教授。2001年より現職。専門は臨床精神薬理，認知行動療法，疼痛性障害，薬物依存など。

■訳者

沖田麻優子（おきた　まゆこ）
精神科医。医学博士。
浜松医科大学医学部卒業。千葉大学医学部附属病院精神神経科にて後期研修後，渡米。ECFMG Certificate取得。カリフォルニア大学ロサンゼルス校（UCLA）Division of Adult Psychiatryの気分障害クリニック，不安障害クリニック，ウィメンズライフセンターにて臨床に携わる。千葉大学大学院精神医学博士課程修了。2017年より，あしたの風クリニックに勤務。専門は不安障害，認知行動療法，女性のメンタルヘルス。

不安や心配を克服するためのプログラム：患者さん用ワークブック

2017年10月17日　初版第1刷発行

著　　者　ミッシェル・G・クラスケ，デイビッド・H・バーロウ
監訳者　伊豫雅臣
訳　　者　沖田麻優子
発行者　石澤雄司
発行所　㈱星和書店
　　　　〒168-0074　東京都杉並区上高井戸1-2-5
　　　　電話　03（3329）0031（営業部）／03（3329）0033（編集部）
　　　　FAX　03（5374）7186（営業部）／03（5374）7185（編集部）
　　　　http://www.seiwa-pb.co.jp
印刷所　株式会社 光邦
製本所　鶴亀製本株式会社

Printed in Japan　　　　　　　　　　　　　　　　ISBN978-4-7911-0967-8

・本書に掲載する著作物の複製権・翻訳権・上映権・譲渡権・公衆送信権（送信可能化権を含む）は
　㈱星和書店が保有します。

・ JCOPY 〈(社)出版者著作権管理機構 委託出版物〉
　本書の無断複写は著作権法上での例外を除き禁じられています。複写される場合は，そのつど事前に
　(社)出版者著作権管理機構（電話03-3513-6969，FAX 03-3513-6979, e-mail : info@jcopy.or.jp)
　の許諾を得てください。

予告 2018年1月ごろ発売予定

不安や心配を克服するためのプログラム 治療者用ガイド

リチャード・E・ジンバーグ，ミッシェル・G・クラスケ，デイビッド・H・バーロウ 著
伊豫雅臣 監訳　沖田麻優子 訳

『不安や心配を克服するためのプログラム：患者さん用ワークブック』を使いこなしたい治療者のために。

不安の病

伊豫雅臣 著

四六判　208p　定価：本体1,500円+税

パニック障害、社会恐怖（対人恐怖・社会不安障害）、強迫性障害、疼痛性障害、心気症など、日常の生活に支障をきたす不安障害について、その心理的成り立ち、実態、治療について、平易な文章でわかりやすく解説する。

認知行動療法の科学と実践

David M. Clark, Christopher G. Fairburn 編
伊豫雅臣 監訳

A5判　296p　定価：本体3,300円+税

認知行動療法の科学的根拠や疾患別治療法をわかりやすく解説した実践書。各疾患の精神病理を科学的に解析し、その病理をより効果的に改善させる方法を具体的に紹介する。

発行：星和書店　http://www.seiwa-pb.co.jp

不安からあなたを解放する10の簡単な方法
不安と悩みへのコーピング

エドムンド J. ボーン, ローナ・ガラノ 著　野村総一郎, 林建郎 訳

四六判　248p　定価：本体1,800円＋税

10代のための人見知りと社交不安のワークブック
人付き合いの自信をつけるための認知行動療法とACT（アクト）の技法
（アクセプタンス＆コミットメント・セラピー）

ジェニファー・シャノン 著　ダグ・シャノン イラスト
クリスティーン・パデスキー 序文　小原圭司 訳

B5判　136p　定価：本体1,200円＋税

不安障害のためのACT（アクト）（アクセプタンス＆コミットメント・セラピー）
実践家のための構造化マニュアル

ゲオルグ・H・アイファート, ジョン・P・フォーサイス 著
三田村仰, 武藤崇 監訳　三田村仰, 武藤崇, 荒井まゆみ 訳

A5判　464p　定価：本体3,400円＋税

不安もパニックも、さようなら
不安障害の認知行動療法：薬を使うことなくあなたの人生を変化させるために

デビッド・D・バーンズ 著
野村総一郎, 中島美鈴 監修・監訳　林建郎 訳

四六判　784p　定価：本体3,600円＋税

発行：星和書店　http://www.seiwa-pb.co.jp

不安障害の認知行動療法（1）

〈治療者向け〉
パニック障害と広場恐怖
〈治療者向けガイドと患者さん向けマニュアル〉

A5判　292p　定価：本体2,600円＋税

〈患者さん向け〉
パニック障害と広場恐怖
〈患者さん向けマニュアル〉

A5判　112p　定価：本体1,000円＋税

不安障害の認知行動療法（2）

〈治療者向け〉
社会恐怖
〈不安障害から回復するための治療者
　向けガイドと患者さん向けマニュアル〉

A5判　192p　定価：本体2,500円＋税

〈患者さん向け〉
社会恐怖
〈患者さん向けマニュアル〉

A5判　108p　定価：本体1,000円＋税

不安障害の認知行動療法（3）

〈治療者向け〉
強迫性障害とPTSD
〈不安障害から回復するための治療者
　向けガイドと患者さん向けマニュアル〉

A5判　240p　定価：本体2,600円＋税

〈患者さん向け〉
強迫性障害とPTSD
〈患者さん向けマニュアル〉

A5判　104p　定価：本体1,000円＋税

アンドリュース，クリーマー，クリーノ他 著　古川壽亮 監訳

発行：星和書店　http://www.seiwa-pb.co.jp